ゼロからわかる
整形外科
看護

成美堂出版

監修：大谷俊郎

慶應義塾大学看護医療学部教授・大学院健康マネジメント研究科教授
慶應義塾大学医学部整形外科教授（兼担）・同スポーツ医学総合センター教授（兼担）

慶應義塾大学医学部卒、医学博士。専門は膝関節外科、関節のバイオメカニクス、スポーツ整形外科など。慶應義塾体育会バスケットボール部部長。
共著『中高年のためのスポーツ医学　Q&A』、監修『スポーツエコー診療 Golden Standard』、監修『整形外科専門医になるための診療スタンダード全4巻』など多数。

STAFF
本文デザイン●山﨑理佐子
イラスト　　●雨宮菜々子　今崎和広　内山洋見
　　　　　　●三浦正幸（イラストレーションスタジオ・エムツー）
　　　　　　●有限会社彩考
　　　　　　●株式会社レンリ
編　集　　　●三石一也（小学館クリエイティブ）
　　　　　　●木村克彦

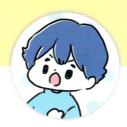

はじめに

　超高齢化が進んでいる現在の日本社会では、すでに人口の高齢化率（65歳以上の人口割合）が25％を超え、2025年には30％に達すると予測されています。医療現場でも高齢者への対応が増えており、とくに整形外科分野では、高齢者に対するケアのポイントとして、骨粗しょう症性骨折で活動性の低下を起こしたり（要支援状態）、寝たきり・閉じこもりにおちいったり（要介護状態）しないように予防することが重要です。

　さらに運動器疾患では、治療の目的が運動機能の回復におかれることから、手術の成功で治療が終わるのではなく、そこをスタートとして、各自のレベルに合わせた術前・術後のリハビリテーションや退院後の生活指導などの総合的なケアまで行うことが大切になってきます。たとえば歩行機能や上肢機能の回復は、患者さんの年齢にかかわらず、日常生活を送るために欠かせませんが、もともとの能力に余力の少ない高齢者にとっては、わずかな機能低下が若い人より大きく生活に影響します。またアスリートにとっては、より高度なレベルへの機能回復が求められることになります。

　こうした整形外科診療のなかで看護師は、医師、理学療法士、作業療法士、介護関連職、薬剤師、栄養士などと連携をとりながら、チーム医療で患者さんを機能回復に導いていきます。また看護師は患者さんにとって最も身近な医療者でもあることから、患者さんの要望や疑問を直接受けつけたり、ご家族の精神的なサポートを行ったりとさまざまな役割を期待されています。

　本書では、整形外科分野でよくみられる外傷・疾患を取り上げ、原因、症状、検査、治療、看護、リハビリについての要点をまとめています。禁忌肢位などの、看護現場で注意しなければならない「やってはいけないこと（ピットフォール）」についても随所で触れてありますので、まだ慣れない現場でのよきガイドとして活用していただきたいと考えます。

　本書が、これからの社会でますます必要性の高まる整形外科看護に興味をもっていただくきっかけになれば幸いです。

大谷俊郎

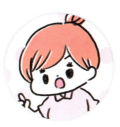
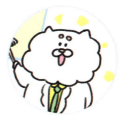

本書の使い方

第1章 運動器の構造と検査

整形外科の基本となる運動器の解剖・生理、整形外科で行うおもな検査について、図解とともに要点を解説します。

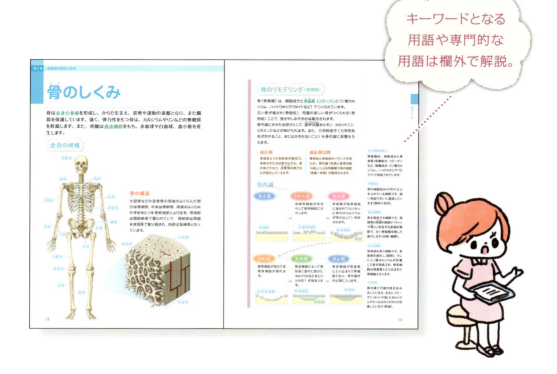

キーワードとなる用語や専門的な用語は欄外で解説。

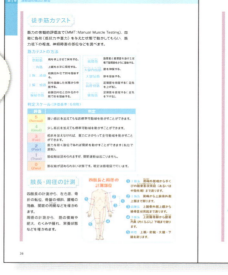

解剖・生理、検査などの基礎知識はわかりやすく図解。

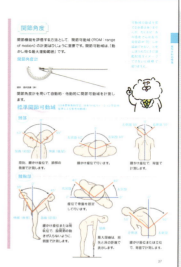

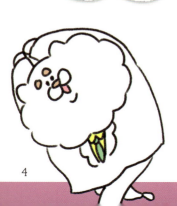

第2章 外傷の看護

整形外科においてよくみられる骨折、脱臼、捻挫などについて、原因・症状・検査・治療・看護・リハビリに整理して解説します。

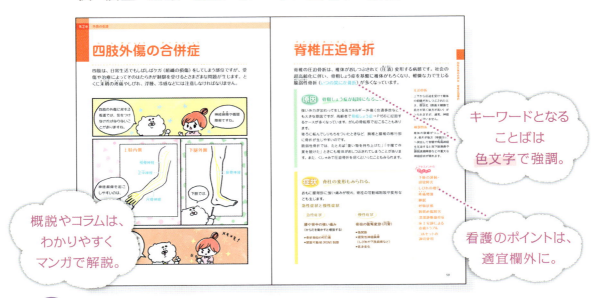

概説やコラムは、わかりやすくマンガで解説。

キーワードとなることばは色文字で強調。

看護のポイントは、適宜欄外に。

第3章 運動器疾患の看護

外傷以外で整形外科が担当する疾患や障害についても原因・症状・検査・治療・看護・リハビリに整理して解説します。

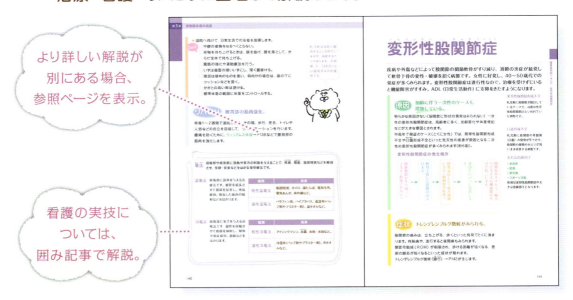

より詳しい解説が別にある場合、参照ページを表示。

看護の実技については、囲み記事で解説。

ゼロからわかる 整形外科看護

はじめに ……………………… 3　　本書の使い方 ……………………… 4

第1章 運動器の構造と検査 ……………………… 9

整形外科とは ……………………… 10
運動器の構造 ……………………… 11
運動器のしくみ ……………………… 11
骨のしくみ ……………………… 12
全身の骨格 ……………………… 12
骨のリモデリング（再構築） ……………………… 13
軟骨のしくみ ……………………… 14
関節のしくみ ……………………… 15
可動関節の構造 ……………………… 15
筋のしくみ ……………………… 16
骨格筋 ……………………… 16
骨格筋の構造 ……………………… 17
筋の収縮・弛緩 ……………………… 17
腱のしくみ ……………………… 18
靱帯のしくみ ……………………… 18
神経のしくみ ……………………… 19
中枢神経と末梢神経 ……………………… 19
神経細胞の構造 ……………………… 20
脊髄神経 ……………………… 20
整形外科の検査 ……………………… 21

診察の流れ ……………………… 21
検査の準備 ……………………… 22
検査時のケア ……………………… 23
機能評価 ……………………… 23
徒手筋力テスト ……………………… 26
肢長・周径の計測 ……………………… 26
関節角度 ……………………… 27
画像検査 ……………………… 32
X線撮影 ……………………… 32
CT検査 ……………………… 32
MRI検査 ……………………… 33
超音波検査 ……………………… 33
造影X線検査 ……………………… 33
その他の検査 ……………………… 34
関節液検査 ……………………… 34
関節鏡検査 ……………………… 34
筋電図 ……………………… 35
骨密度検査 ……………………… 35
看護計画の作成 ……………………… 36
看護過程の6段階 ……………………… 36

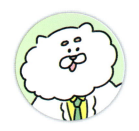
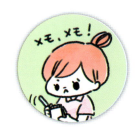

第2章 外傷の看護 ……37

外傷とは ……38
骨折 ……39
- 鎖骨骨折 ……41
- 上腕骨近位端骨折 ……44
- 上腕骨骨幹部骨折 ……47
- 上腕骨顆上骨折 ……50
- 肘関節脱臼骨折 ……53
- 橈骨遠位端骨折 ……55
- 四肢外傷の合併症 ……58
- 脊椎圧迫骨折 ……59
- 肋骨骨折 ……63
- 骨盤骨折 ……65
- 大腿骨近位部骨折 ……67
- 大腿骨骨幹部骨折 ……71
- 下腿骨骨幹部骨折 ──脛骨・腓骨の骨折── ……74
- 足関節果部骨折 ……77

脱臼 ……80
- 肩関節脱臼 ……82

捻挫 ……85
- RICE処置 ……86
- 足関節捻挫 ……87

膝靱帯損傷 ……89
- 膝十字靱帯損傷 ……90
- 膝側副靱帯損傷 ……93

半月板損傷 ……96
アキレス腱断裂 ……98
下肢の外傷 ……101
使い過ぎ症候群（オーバーユースシンドローム） ……102

スポーツ外傷の予防 ……105
脊髄損傷 ……106
末梢神経損傷 ……109
切断 ……113
- 上肢切断 ……116
- 手指切断 ……118
- 下肢切断 ……119
- ギプス固定 ……120
- 包帯法 ……121
- 創傷管理 ……122

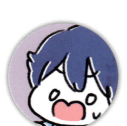
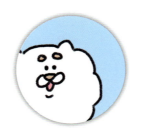

第3章 運動器疾患の看護 ……… 123

運動器疾患とは ……… 124	歩行の指導 ……… 170
変形性頸椎症 ……… 125	治癒を目指して ……… 172
五十肩（肩関節周囲炎）……… 127	
肩腱板損傷 ……… 129	さくいん ……… 173
腰痛 ……… 131	
腰痛症 ……… 132	
腰部脊柱管狭窄症 ……… 133	
腰椎椎間板ヘルニア ……… 137	
罨法 ……… 140	
変形性股関節症 ……… 141	
変形性膝関節症 ……… 145	
特発性大腿骨頭壊死症 ……… 149	
骨髄炎 ……… 152	
関節炎 ……… 154	
骨粗しょう症 ……… 156	
リウマチ性疾患 ……… 158	
関節リウマチ ……… 159	
骨肉腫 ……… 163	
牽引法 ……… 167	
離床と移乗 ……… 168	※本書は原則として2019年1月時点の情報に基づいて編集しています。

第1章 運動器の構造と検査

整形外科の基本となる運動器の解剖・生理、整形外科で行うおもな検査について、図解とともに要点を解説します。

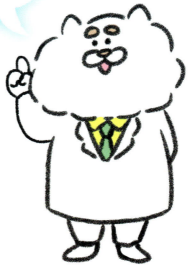

第1章 運動器の構造と検査

整形外科とは

整形外科は、おもに運動器の外因性・内因性の疾患を診療対象にしており、その診断や治療（保存療法や手術療法、リハビリテーションなど）、予防、病態生理の研究などを専門的に行っています。対象となる部位は全身にわたり、乳幼児から高齢者まで、さまざまな年代の人たちのケアにあたります。

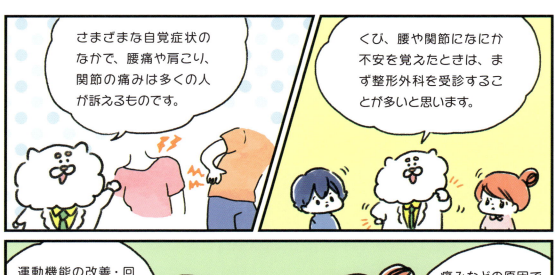

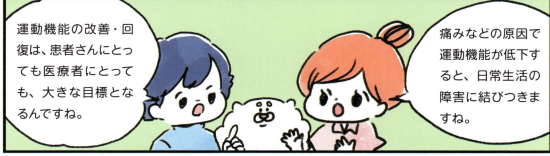

運動器の構造

運動器とは「身体活動（姿勢や肢位、動作、運動など）にかかわる器官」のことで、骨や筋肉だけでなく、関節、腱・靭帯、軟骨、神経（中枢神経・末梢神経）、血管などが連携・連動しています。

運動器のしくみ

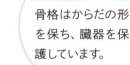
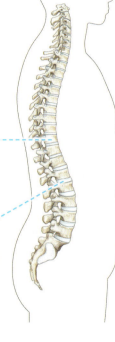
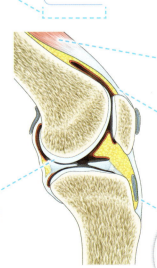

骨（骨格）
骨格はからだの形を保ち、臓器を保護しています。

脳・脊髄（中枢神経）
人体の中枢で、脳は運動の指令を出し、脊髄は運動情報を全身へ伝達します。

脊椎（脊柱）
人体の支柱となります。

椎間板
衝撃を吸収し、背骨（脊椎）を支え可動性をもたせています。

末梢神経
運動神経は骨格筋に運動情報を伝え、感覚神経は知覚情報を脳に伝えます。

筋（筋肉）
骨に付着する骨格筋は、骨格を支え、関節を動かします。

関節
多くの関節は骨と骨の可動性連結です→P15。

腱
筋収縮を骨に伝えます。

関節軟骨
衝撃を吸収して運動をスムーズにしています。

靭帯
関節の動きを制動・誘導します。

第1章 運動器の構造と検査

骨のしくみ

骨は全身の骨格を形成し、からだを支え、姿勢や運動の基盤となり、また臓器を保護しています。強く、弾力性をもつ骨は、カルシウムやリンなどの無機質を貯蔵します。また、骨髄は造血機能をもち、赤血球や白血球、血小板を産生します。

全身の骨格

骨の構造

大腿骨などの長管骨の両端のふくらんだ部分は骨端部、中央は骨幹部、両端のふくらみの手前あたりを骨幹端部とよびます。骨端部は関節軟骨で覆われていて、骨幹部は周囲を皮質骨で取り囲まれ、内部は海綿骨となっています。

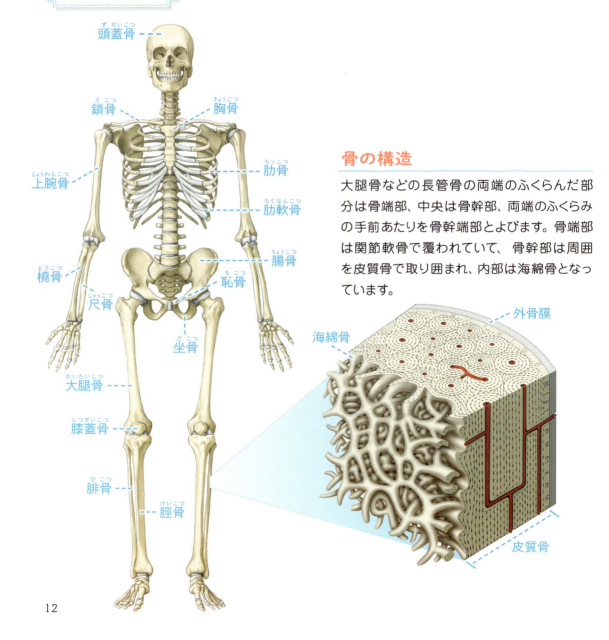

骨のリモデリング（再構築）

骨（骨組織）は、細胞成分と**骨基質**（コラーゲンとリン酸カルシウム、ハイドロキシアパタイトなど）でつくられています。
古い骨が壊され（骨吸収）、同量の新しい骨がつくられる（骨形成）ことで、強さやしなやかさは維持されます。
骨代謝にかかわる因子として、副甲状腺ホルモン、カルシトニン、ビタミンDなどがあげられます。また、力学的因子（力学的負荷がかかること、またはかからないこと）も骨代謝に影響を与えます。

成長期
骨吸収よりも骨形成が優位で、骨格のかたちは保ちながら、骨の長さや太さ、皮質骨の厚さなどが変化していきます。

成長期以降
骨形成と骨吸収のバランスが保たれ、骨代謝（形成と吸収の繰り返し）による再構築で骨の強度（骨量＋骨質）が維持されます。

骨代謝

休止期
骨細胞

活性化期
前破骨細胞が活性化して破骨細胞に分化します。
前破骨細胞

吸収期
骨組織が破骨細胞に壊されて（古くなった骨内のカルシウムが溶け出して）吸収されます。
破骨細胞
吸収

逆転期
破骨細胞が消えて前骨芽細胞が現れます。
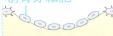
前骨芽細胞

形成期
骨芽細胞によって骨形成（溶けた部分にカルシウムなどをとり入れる）が始まります。
骨芽細胞
骨形成

休止期
骨芽細胞が骨基質にとり込まれて骨細胞となり、骨代謝が休止期に入ります。
骨細胞

骨の細胞成分
骨組織は、細胞成分と骨基質（有機成分：コラーゲンなど、無機成分：リン酸カルシウム、ハイドロキシアパタイト）で形成されています。

骨細胞
骨の細胞成分の90％以上を占めている細胞です。細い突起で互いに連結しています（樹状に結合）。

破骨細胞
骨を吸収する細胞です。海綿骨の骨梁の表面（ハウシップ窩）に存在する多核巨細胞で、古い骨組織を壊して溶かします（分解・融解）。

骨芽細胞
骨形成を担う細胞です。骨基質を産生し（類骨）、そこにリン酸カルシウムが沈着して骨が形成され、骨芽細胞は骨基質にとり込まれて骨細胞となります。

骨基質
骨の硬さや弾力性を生み出しています。おもにコラーゲン（タンパク質）とカルシウムやリンなどのミネラルが沈着しています（骨塩）。

軟骨のしくみ

軟骨細胞と軟骨基質で構成されている結合組織です。血管や神経、リンパ管はなく、栄養はおもに関節液を介して供給されています。

軟骨基質は、おもに膠原線維（コラーゲンなど。鉄筋コンクリートの鉄筋に相当します）と無形細胞間物質（プロテオグリカン。鉄筋コンクリートのコンクリートに相当します）でつくられ、弾力性をもちます。軟骨は軟骨基質の構成要素（割合）によって、3つに分類されます。

また、軟骨の存在する位置によって、関節軟骨と骨端軟骨に分けられます。

関節軟骨は骨の関節面を覆う軟骨で、強靭で弾力性に富み、かかる圧力（摩擦や衝撃）を分散・吸収しています（クッションとしてのはたらき）。成分のおよそ70％は水分で、ほかにコラーゲン、グルコサミン、コンドロイチン、ヒアルロン酸などで構成されています。

> **プロテオグリカン**
> タンパク質と糖の複合体。プロテオ（タンパク質）＋グリカン（多糖類）。
>
> **骨端軟骨**
> 成長期の長管骨にみられる成長軟骨板（骨端成長板）。骨の骨端部と骨幹部を区分し、軟骨の増殖と骨化によって骨の成長が起こります。

関節軟骨

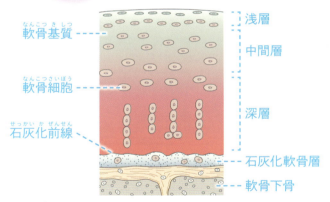

軟骨の分類

硝子軟骨
関節軟骨（長管骨の関節面）、肋軟骨（肋骨の胸骨端）、鼻軟骨（鼻中隔）など。もっとも硬い軟骨です。

線維軟骨
椎間板や恥骨結合、半月板、顎関節などの関節軟骨で、線維成分が多く含まれています（結合組織性軟骨）。

弾性軟骨
耳介軟骨や喉頭蓋軟骨など、とくに弾力性に富んだものです。

関節のしくみ

関節は「2つ以上の骨が連結している部分」と定義されます。不動関節と可動関節があり、可動関節はその構造や機能から大きく6つに分類されます。

可動関節の構造

骨の関節面は軟骨に覆われ、一方は凸（関節頭）、一方は凹（関節窩）で、2つの骨端のあいだにはすき間（関節腔）があり、内部には関節液（滑液：ヒアルロン酸やタンパク質など）が充満しています。

人体最大の可動関節は膝関節で、関節包（結合組織で、外側の線維膜と内側の滑膜の二層構造）で包まれています。

関節には靭帯で補強されているものもあります。また、関節腔内に靭帯のあるものもあります（動きを制御）。

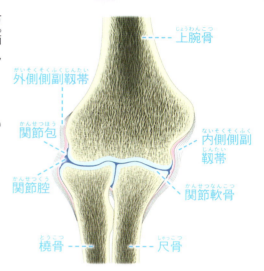

肘関節の構造（右腕）

不動関節
たとえば頭蓋骨のように、骨どうしが結合組織や軟骨ですき間なく連結されている関節です。

可動関節
連結されている部分にすき間（関節腔）があり、可動性をもつ関節です。通常、「関節」といえばこちらをさします。

関節の分類

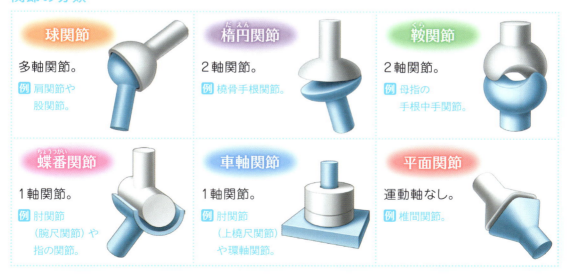

球関節 多軸関節。 例 肩関節や股関節。

楕円関節 2軸関節。 例 橈骨手根関節。

鞍関節 2軸関節。 例 母指の手根中手関節。

蝶番関節 1軸関節。 例 肘関節（腕尺関節）や指の関節。

車軸関節 1軸関節。 例 肘関節（上橈尺関節）や環軸関節。

平面関節 運動軸なし。 例 椎間関節。

筋のしくみ

筋は、部位や機能によって大きく骨格筋、心筋、平滑筋（内臓や血管）に分類されます。骨格筋は自分の意志によって収縮ができる随意筋、心筋や平滑筋は自分の意志では制御できない不随意筋です。

骨格筋

骨格筋は、腱によって骨に付着しています。からだの姿勢を保ち、関節を屈曲・伸展させてからだを動かします。骨格筋は体重の40～50％を占めるとされます。

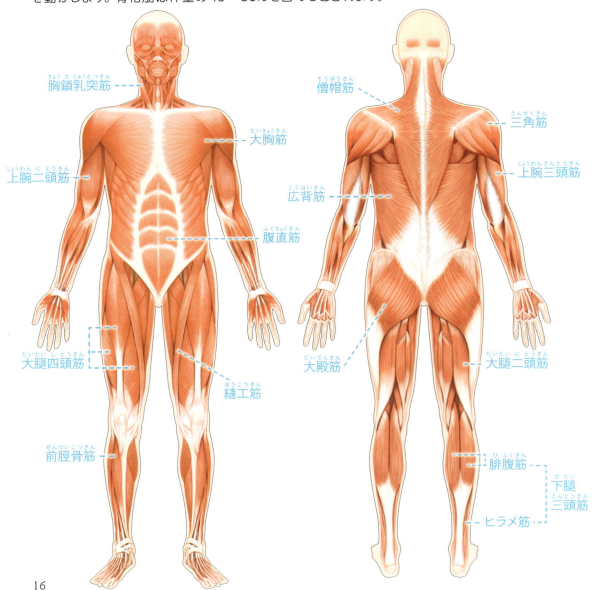

骨格筋の構造

骨格筋は筋線維の束（筋束）が集合して筋膜で覆われている構造です。

筋線維（直径 10 ～ 150μm の多核細胞で生体内最大）は、数百から数千の筋原線維が束になっています。

筋原線維の構成単位（筋肉の収縮の最小単位）はサルコメア（筋節）。サルコメアが存在する筋は横紋筋とよばれ、骨格筋と心筋がそれにあたります。

骨格筋の構造

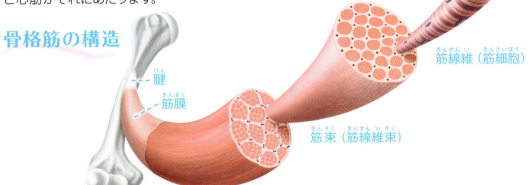

筋の収縮・弛緩

骨格筋は、関節をまたいで骨どうしを結合させています。一方の筋肉が収縮、他方の筋肉が弛緩して関節運動が生じます。収縮と弛緩は、大脳の運動中枢からの指令が運動神経を伝わって生じます。

等張性収縮

主動筋が収縮（短縮）、拮抗筋が弛緩して、関節運動を生じます。筋の張力がほぼ一定で、筋の長さが短縮して力を出します。収縮速度が遅いほど大きな力が出ます。

関節を動かし、ものを持ち上げる。

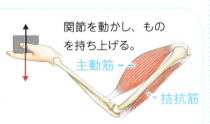

等尺性収縮

主動筋と拮抗筋が同時に収縮します。筋の長さは一定のまま力を生じます。たとえば壁を押すときや腕相撲などです。

関節は動かさず、一定の位置を保持する。

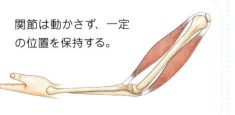

主動筋
筋収縮で関節運動を起こします。

協力筋
主動筋と同じ方向へ協力してはたらきます。

拮抗筋
主動筋とは反対にはたらきます。

腱のしくみ

骨と筋の連結を支える結合組織で、骨格筋が骨に付着する部分です。伸縮性はありませんが、筋の収縮を骨に伝えます。
膠原線維（コラーゲンが主成分）の集合体が一次腱束で、一次腱束が集合して腱内膜に覆われたものが二次腱束となり、二次腱束が集合して腱となります。

代表的な腱

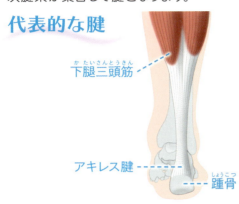

腱の構造

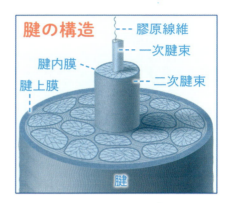

靭帯のしくみ

関節を構成する骨どうしを結びつけ、関節の動きを一定方向に制御しているひも状の結合組織です。多くは関節の外で関節の安定性を保っていますが、関節内に存在する靭帯（膝関節の前・後十字靭帯）もあります。
靭帯はコラーゲンを主成分とする線維組織です。コラーゲン線維のなかには、線維芽細胞（細胞外基質を分泌）が散在しています。
その関節に特有の動きを支えられるように、それぞれ独自の形状や大きさ、配列などがみられます。

細胞外基質

細胞間のすき間を埋めて組織を支持します。細胞の増殖・分化にもかかわります。

靭帯の構造（右膝関節）

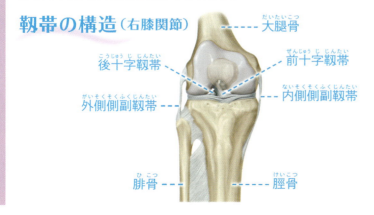

神経のしくみ

神経系は、中枢神経と末梢神経に分類されます。中枢神経は脳と脊髄からなり、末梢神経は、体性神経と自律神経に分けられます。

中枢神経と末梢神経

中枢神経		
脳	大脳	大脳皮質には運動野、感覚野、連合野があります（とくに前頭連合野は最高次のはたらきをにないます）。辺縁系はおもに情動や記憶などにかかわり、基底核はおもに運動コントロールを行います。
脳	間脳	視床や視床下部など。「本能の座」です。
脳	小脳	からだのバランス、動きのコントロールにかかわります。
脳	脳幹	循環、呼吸、嚥下など、基本的な生命活動と深くかかわる「いのちの座」です。
脊髄		脳と末梢神経をつなぐ伝導路です。神経線維の束で、末梢からの情報を脳に伝え、脳の指令を末梢に伝えます。

末梢神経		
体性神経	運動神経	中枢からの運動指令を末梢（運動器）へ伝えます。運動器官である骨格筋は運動神経に支配されています。
体性神経	感覚神経	感覚受容器（末梢組織）からの情報を中枢（脳）に伝えます。
自律神経	交感神経	心拍数や血圧を上げたり、消化器官のはたらきを抑えたりします。
自律神経	副交感神経	心拍数や血圧を下げたり、消化器官のはたらきを活発にしたりします。

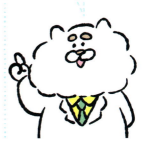

中枢神経から枝分かれしたのが末梢神経です。

神経細胞の構造

ニューロンといわれる神経系の基本単位です。神経細胞体（核と樹状突起）と神経線維（軸索）からなり、軸索は髄鞘（電気抵抗の高い皮膜）に囲まれています。ニューロンが神経路を構成していますが、たとえばニューロンと筋とのあいだは直接的に接続せず、神経筋接合部（シナプスというミクロの間隙）を介して神経伝達（アセチルコリンという化学物質を介した伝達）が行われます。

ニューロンの構造

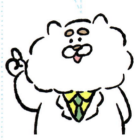

樹状突起／軸索／髄鞘／核／神経筋接合部／筋

> 脊髄は中枢神経のひとつで、脊髄から枝分かれした末梢神経のことは脊髄神経とよびます。

脊髄神経

脊髄神経		おもな支配筋
頸神経	C1	
	C2	僧帽筋
	C3	僧帽筋、横隔膜
	C4	僧帽筋、横隔膜
	C5	三角筋、上腕二頭筋
	C6	三角筋、上腕二頭筋
	C7	大胸筋、上腕三頭筋
	C8	大胸筋、上腕三頭筋
胸神経	T1	大胸筋
	T2	肋間筋
	T3	肋間筋
	T4	肋間筋
	T5	肋間筋
	T6	肋間筋
	T7	肋間筋、腹直筋
	T8	肋間筋、腹直筋
	T9	肋間筋、腹直筋
	T10	肋間筋、腹直筋
	T11	肋間筋、腹直筋
	T12	肋間筋、腰方形筋

脊髄神経		おもな支配筋
腰神経	L1	腰方形筋
	L2	腸腰筋
	L3	腸腰筋、大腿四頭筋
	L4	大腿四頭筋、前脛骨筋
	L5	大殿筋、長母趾伸筋
仙骨神経	S1	大殿筋、大腿筋
	S2	大殿筋、下腿三頭筋
	S3	
	S4	肛門括約筋
	S5	肛門括約筋
尾骨神経	CO	肛門括約筋

脊髄神経の前根には運動神経が通り、後根には感覚神経が通っています。

感覚神経とデルマトーム

感覚神経と支配する皮膚（体表）の領域の関係を表したもの（皮膚知覚帯）です。皮膚の侵害刺激がどの脊髄レベルに入力されるのかを示しています。

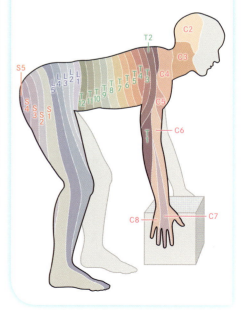

整形外科の検査

整形外科の診察・治療・リハビリなどにおいて、さまざまな検査が行われます。
ここからは診療の流れと、おもな検査の内容についてみていきましょう。

診察の流れ

① 問診

おもな問診事項

- 主訴
- 経過（外傷の場合は
  受傷日時・機転）
- 既往歴
- 家族歴
- 年齢・性別
- 職業歴
- スポーツ歴
- 生活環境
- 喫煙・飲酒
- 月経歴、妊娠・
  分娩・授乳歴（女性）

② 身体所見

視診

体型、姿勢・肢位、歩行、変形、創傷など。

触診

腫脹、腫瘤、皮膚温、圧痛、叩打痛、筋腱・骨など。

③ 計測とテスト

四肢・周径の計測、関節可動域（ROM）の測定、筋力テスト、神経学的テストなど。

④ 検査

画像検査（超音波検査、X線撮影、MRI検査、CT検査、関節造影検査、ミエログラフィー、シンチグラフィーなど）、電気生理学的検査（EMG）、骨密度測定、関節液検査、サーモグラフィー、関節鏡検査など。

⑤ 診断

治療方針に沿った看護計画を立てます。

SOAP方式

診療録の一書式で、4項目に分けて考える記述方法です。

S Subjective findings

患者から提供される主観的情報です。

O Objective findings

身体所見や計測・検査などから得られる客観的情報です。

A Assessment

SとOをもとにした、その患者の評価です。

P Plan

Aにもとづいた治療方針、看護計画です。

検査の準備

整形外科の診察や治療、入院、手術、リハビリテーション、退院などに際して行われるさまざまな検査——それを安心して受けてもらうためには、まず十分な説明が必要です。

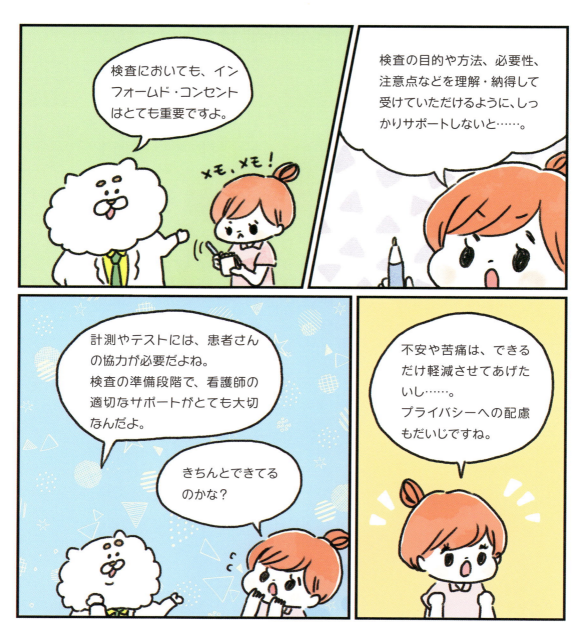

インフォームド・コンセント

説明と同意。病状や治療法などを患者・家族が納得できるよう、医療者が十分な説明を行って同意を得ることが義務づけられています。

検査時のケア

① 検査機器や検査着などの衛生管理を徹底します。
② とくに運動器の損傷・疾患では移動の介助をします。
③ 検査中・検査後の異変や合併症に十分な注意をはらいます。
④ 造影検査でヨード造影剤を用いる場合は、アレルギーの有無を確かめます。
⑤ シンチグラフィーに使用する放射性薬剤には放射線被ばくの心配はないので、事前に説明して不安をとり除きます。

機能評価

運動器疾患の治療やリハビリにおいて、ＡＤＬ（日常生活動作）などの生活機能の客観的評価はとても重要です。
いくつかの評価方法を紹介しましょう。

ICF

国際生活機能分類（International Classification of Functioning, Disability and Health）の略です。
生活機能と障害の状況を把握（記述）することを目的とした分類方法で、健康状態、心身機能・身体構造、活動、参加、環境因子、個人因子から構成されています。
相互の評価の構成は図の通りです。

ICFの評価

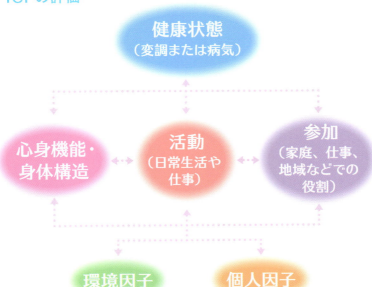

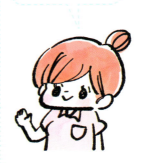

ICFでは生活機能を心身機能・身体構造だけでなく、活動や参加の面からも総合的に評価します。

FIM

ＡＤＬの指標として、多く用いられる機能的自立度評価法（Functional Independence Measure）の略です。
18の項目についてそれぞれ7段階評価を行い、介護・介助の必要度を評価します。

ＦＩＭの評価項目

運動ＡＤＬ（13項目）

セルフケアの状態
- 食事
- 整容
- 清拭（せいしき）
- 上半身の更衣
- 下半身の更衣
- トイレ動作

排泄（はいせつ）の状態
- 排尿コントロール
- 排便コントロール

移乗動作の状況
- ベッド・いす・車いす
- トイレ
- 浴槽（よくそう）・シャワー

移動動作の状況
- 歩行・車いす
- 階段

認知ＡＤＬ（5項目）

コミュニケーションの状況
- 理解（聴覚・視覚）
- 表出（音声・非音声）

社会認識
- 社会的交流
- 問題解決
- 記憶

バーセルインデックス

バーセルインデックス（ＢＩ、Barthel Index）は、日常生活の能力評価を判定するもので、10項目を合計100点満点で評価します。簡便なため、ＦＩＭとともに広く行われてきました。

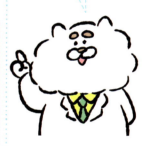

日常生活のための必要最小限の項目を把握するために評価します。

評価	点
完全自立	7
修正自立	6
監視または準備ADL（部分介助）	5
最小介助	4
中等度介助	3
最大介助	2
全介助	1

FIMは各7～1点の7段階評価で、合計126点～18点。日常生活上の介助度、介護量を評価しますが、点数が低いほど、介助・介護の度合いは高くなります。

評価の例

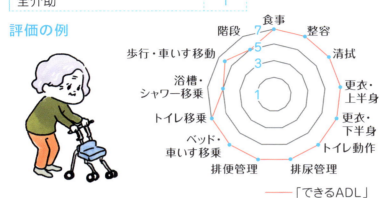

寝たきり度

障害高齢者の日常生活自立度（寝たきり度）判定基準

生活自立

ランク J
なんらかの障害などを有するが、日常生活はほぼ自立しており独力で外出する。
1. 交通機関などを利用して外出する。
2. 隣近所なら外出する。

準寝たきり

ランク A
屋内での生活はおおむね自立しているが、介助なしには外出しない。
1. 介助により外出し、日中はほとんどベッドから離れて生活する。
2. 外出の頻度が少なく、日中も寝たり起きたりの生活をしている。

寝たきり

ランク B
屋内での生活はなんらかの介助を要し、日中もベッド上での生活が主体であるが、座位を保つ。
1. 車いすに移乗し、食事、排泄はベッドから離れて行う。
2. 介助により車いすに移乗する。

ランク C
1日中ベッド上で過ごし、排泄、食事、着替えにおいて介助を要する。
1. 自力で寝返りをうつ。
2. 自力では寝返りもうたない。

厚生労働省「障害高齢者の日常生活自立度（寝たきり度）」

第1章　運動器の構造と検査

徒手筋力テスト

筋力の客観的評価法で（MMT：Manual Muscle Testing）、四肢に負荷（抵抗力や重力）を与えた状態で動かしてもらい、筋力低下の程度、神経障害の部位などを調べます。

筋力テストの方法

僧帽筋	肩を挙上させて保持する。	腸腰筋	股関節と膝関節を曲げた状態で股関節をさらに屈曲する。
三角筋	上腕を水平に保持する。	大腿四頭筋	膝を伸展する。
上腕二頭筋	前腕回外位で肘を屈曲する。	大腿屈筋	膝を屈曲する。
上腕三頭筋	肘を屈曲した状態から伸展する。	前脛骨筋	足関節を背屈する（足先を上げる）。
腕橈骨筋	前腕回内位と回外位の中間で肘を屈曲する。	腓腹筋	足関節を底屈する（足先を下げる）。

判定スケール（評価基準：6段階）

評価	判定
5 (Normal)	強い抵抗を加えてもなお標準可動域を動かすことができます。
4 (Good)	少し抵抗を加えても標準可動域を動かすことができます。
3 (Fair)	抵抗を加えなければ、重力にさからって全可動域を動かすことができます。
2 (Poor)	重力を除く肢位であれば関節を動かすことができます（臥位で運動）。
1 (Trace)	筋収縮は認められますが、関節運動は起こりません。
0 (Zero)	筋収縮が認められない状態です。確定は筋電図で行います。

肢長・周径の計測

四肢長の計測から、左右差、骨折の転位、骨盤の傾斜、腰椎の湾曲、関節の拘縮などを確かめます。
周径の計測から、筋の萎縮や肥大、むくみや腫れ、栄養状態などを確かめます。

四肢長と周径の計測部位

❶ 上肢長　肩峰外側端から手くびの橈骨茎状突起（あるいは中指先端）まで測ります。

❷ 上腕長　肩峰から上腕骨外側上顆まで測ります。

❸ 前腕長　上腕骨外側上顆から橈骨茎状突起まで測ります。

❹ 下肢長　上前腸骨棘から脛骨内果（内くるぶし）下端まで測ります。

❺ 周径　上腕・前腕・大腿・下腿を測ります。

26

関節角度

関節機能を評価する方法として、関節可動域（ROM：range of motion）の計測はひじょうに重要です。関節可動域は、「動かし得る最大運動範囲」です。

関節角度計

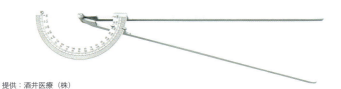

提供：酒井医療（株）

関節角度計を用いて自動的・他動的に関節可動域を計測します。

標準関節可動域 （日本整形外科学会、日本リハビリテーション学会の基準による参考可動域）

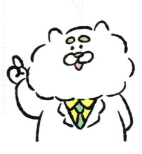

可動域の数値を覚える必要はありませんが、たとえば「あの患者さんは右の肩関節が 70°しか屈曲できない」と申し送られたときに運動制限をイメージできないと病棟で困りますよ。

頸部

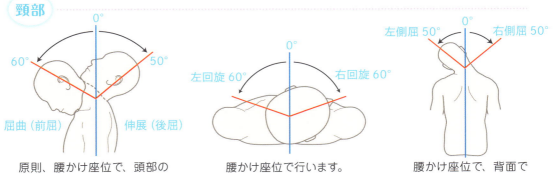

原則、腰かけ座位で、頭部の側面で計測します。

腰かけ座位で行います。

腰かけ座位で、背面で計測します。

腰胸部

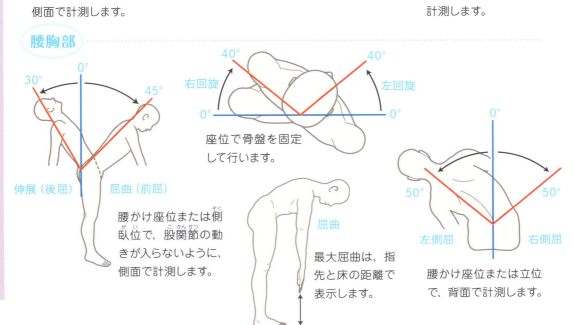

腰かけ座位または側臥位で、股関節の動きが入らないように、側面で計測します。

座位で骨盤を固定して行います。

最大屈曲は、指先と床の距離で表示します。

腰かけ座位または立位で、背面で計測します。

肩甲帯

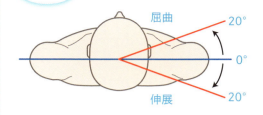
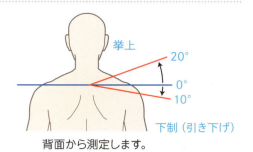

背面から測定します。

肩（肩甲帯の動きも含む）

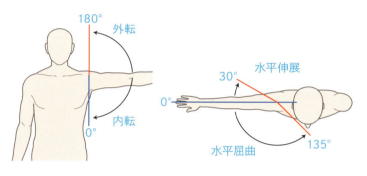

上腕は中間位に、体幹が動かないように固定し、脊柱が前後屈しないように注意します。

体幹が側屈しないように90°以上になったら前腕を回外します。

肩関節は90°外転位とします。

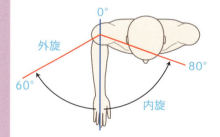
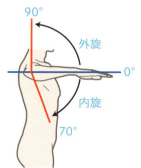
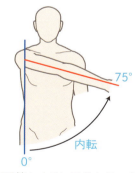

上腕をからだに接して、肘関節を前方90°に曲げ、前腕は中間位にします。

前腕は中間位、肩関節は90°外転、肘関節は90°屈曲します。

肩関節をすこし屈曲させ、立てて測定します。

肘

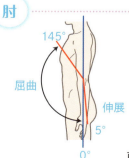

前腕は回外位とします。

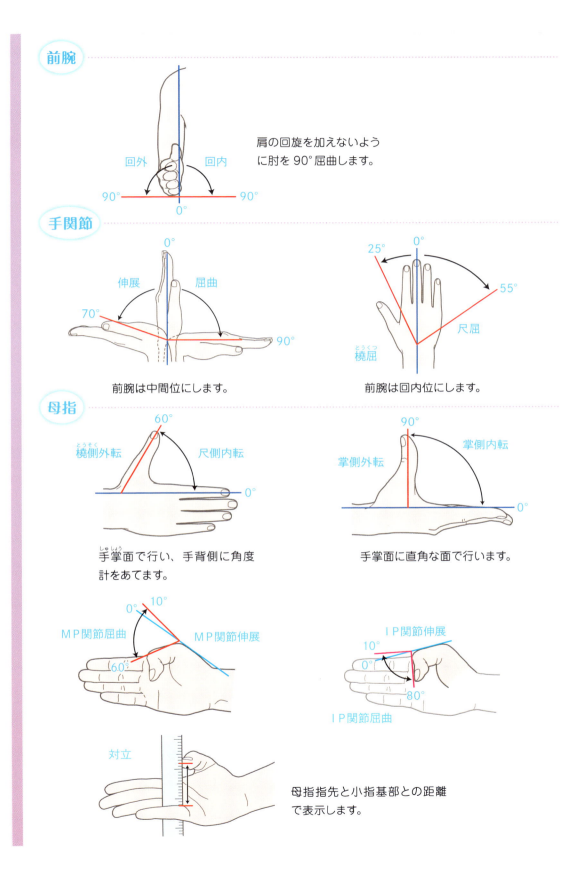

指

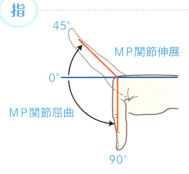
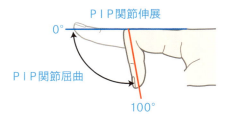
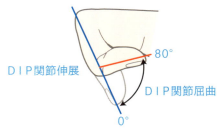

DIP関節は過伸展することがあります。

指尖と近位または遠位手掌皮線との距離で表示します。

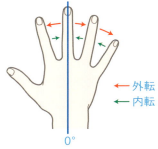
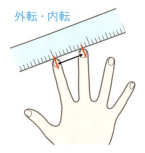

中指は橈側外転、尺側内転とします。

中指先端と示指、薬指、小指先端との距離で表示します。

股

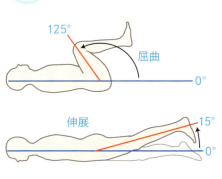
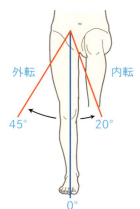
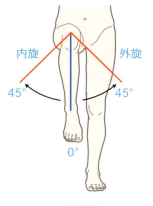

骨盤と脊柱を固定し、屈曲は背臥位・膝屈曲位、伸展は腹臥位・膝伸展位で行います。

背臥位で骨盤を固定して行います。

背臥位で、股関節と膝関節を90°屈曲位にして行います。

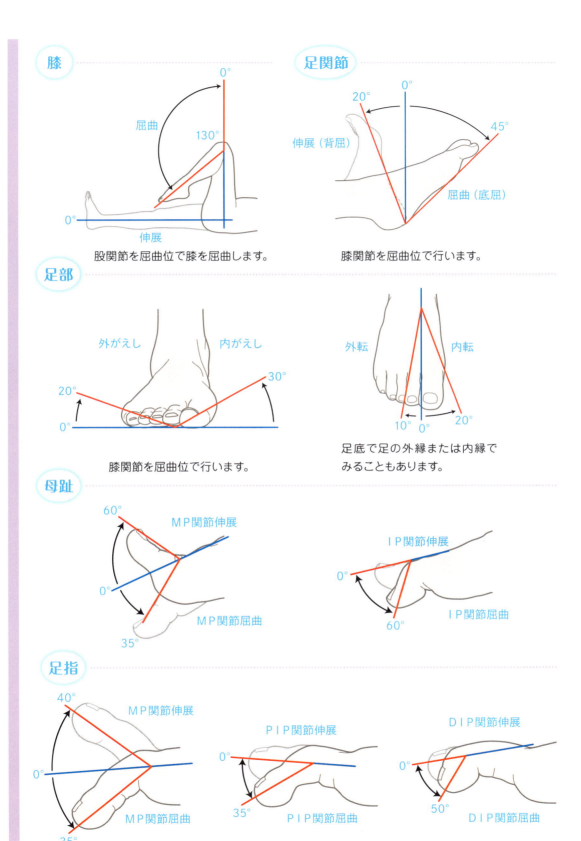

画像検査

骨や関節、筋肉などの状態を知ることのできる画像検査は、整形外科の診療において欠くことのできないものです。おもな画像検査をみていきましょう。

X線撮影

単純X線撮影は骨の描出にすぐれていて、骨や関節の損傷・疾患を知るために有用です。

立体的に把握するため、前後・側面の2方向の撮影が基本です。必要に応じて斜位や軸位など多方向からの撮影も行われます。関節では単純X線撮影に加え、徒手的に負荷を与えて撮影するストレスX線撮影を行い、不安定性を調べることもあります。

組織（密度）と像（X線の透過度）

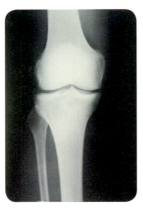

骨（高密度）…白
筋・血液（中密度）…白っぽい灰色
脂肪（中低密度）…濃い灰色
空気（低密度）…黒

提供：RM/PPS

骨の読影の注意点（観察点）

骨の輪郭、内部構造（皮質骨、海綿骨）、関節の骨端どうしの相互関係、軟部組織の陰影などに注意します。

CT検査

多方向からX線を照射し、そのデータをコンピュータで画像化（再構成）します。

造影剤を用いる造影CT検査、画像を三次元的に再構成するヘリカルCT検査、脊髄造影にCTを組み合わせたCTミエログラフィー（脊髄の横断面を画像化）なども行われています。

透過性はX線撮影と同様で、高透過性の空気は黒、筋や血液、脂肪は灰色、低透過性の骨は白で描出されます。

MRI検査

核磁気共鳴画像法の略で、からだに電磁波（磁力線）をあてて脂肪や水に含まれる水素原子核に共鳴させ、その変化を画像化（断面画像）します。
X線撮影では十分に可視化できない脊髄や軟部組織の疾患などの診断に有用です。

組織と画像の特徴

組織・成分	T1強調像	T2強調像
骨	低信号	低信号
筋肉	中信号	中信号
腱・靭帯	低信号	低信号
脂肪	高信号（白く映る）	高信号（白く映る）
脊髄	低信号	中信号
椎間板（髄核）	低信号	高信号（白く映る）
水	低信号	高信号（白く映る）

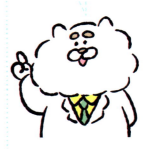

整形外科領域では、運動器エコーが急速に普及し、欠くことのできない検査となっています。今後はポータブルエコーを病室で看護師が扱うようになってくるでしょう。

超音波検査

超音波をあてて反射（エコー）をモニターで観察します。液体は無エコー（黒）、筋や脂肪は中等度エコー、骨は強エコー（白）で描き出されます。
整形外科では軟部腫瘍の診断や肩・肘・足関節の観察、関節リウマチ（滑膜炎）の評価などに用いられています。

造影X線検査

単純X線撮影では画像を十分に描出できない関節腔や脊髄腔、椎間板などを調べる検査で、関節内に空気や造影剤（水溶性ヨードなど）を注入してX線撮影を行います。

関節造影検査	肩関節、肘関節、手関節、股関節、膝関節、足関節などを観察します。
脊髄造影検査	くも膜下腔に造影剤を注入して撮影します。
椎間板造影検査	ディスコグラフィーともいい、椎間板に造影剤を注入し、ヘルニアなどを確認します。
血管造影検査	動脈や静脈に造影剤を注入し、血管の損傷や閉塞、腫瘍の栄養血管の状態などを調べます。

第1章　運動器の構造と検査

その他の検査

整形外科領域では、機能評価、測定、画像検査のほかにもさまざまな検査を行います。

関節液検査

関節の病態を知るために（鑑別診断のために）有用な検査です。関節液（滑液）は関節の潤滑油のようなはたらきをしていて、正常では微量ですが、関節に炎症（滑膜炎）が生じると増加して採取が可能になり、性状・成分にも変化が現れます。

関節穿刺

関節穿刺によって関節液を採取します。関節液を抜くことで痛みの緩和をはかるケースもあります。

おもな検査項目と基準値

色調	基準値 黄色・透明	外傷で褐色（血性）、化膿性関節炎では膿様混濁。
混濁度	基準値 清澄	化膿性関節炎で膿様、関節リウマチでは黄色混濁。
粘稠度	基準値 高い	関節リウマチでは低下。
白血球数	基準値 <200	化膿性関節炎で>5万、関節リウマチで5000～7万。
ブドウ糖	基準値 血液に近似	化膿性関節炎では血液より著しく低値、関節リウマチで低下。

関節鏡検査

関節腔内を直接的に観察できる内視鏡検査です。

麻酔下で関節鏡（カメラやライトのついた細い筒）を関節腔内へ挿入し、モニターで滑膜や関節軟骨、靱帯などの病的変化を探ります。おもに膝関節、肩関節、肘関節、手関節、股関節、足関節などで行われます。関節鏡は、検体の採取や手術にも用いられています。

膝関節の関節鏡検査

関節内に生理食塩水を充満させて関節鏡を挿入します。検査が終わったら弾性包帯で固定を行い、安静を保ちます。

関節鏡視下手術

関節鏡とは別の入り口（ポータルとよぶ小切開）から手術用機器（プローベなど）を挿入して、検体の採取、靱帯や半月板の手術を行います。

筋電図

電気生理学的検査のひとつで、筋線維から生じる活動電位（筋がはたらくと生じる電位）を記録する（波形に図式化する）方法（EMG：electromyogram）です。神経疾患と筋疾患の鑑別診断に役立ちます。

電極針刺入時の電位の変化、安静時、強収縮時と弱収縮時など、いくつかの筋電図波形から運動障害を診断します。

おもな筋電図検査

	針筋電図検査	神経伝導検査（誘発筋電図）
検査対象	骨格筋の活動	末梢神経の伝導速度、神経筋接合部の機能
検査法	筋に針電極を刺入して電位変化を記録する。	皮膚の上から末梢神経を電気刺激して、誘発した電位を記録する。
特徴	筋に針を刺す際にチクッとした痛みがある。	電気刺激する際にピリッとした痛みがある。

骨密度検査

骨密度検査は、骨粗しょう症などを調べるために行われる検査で、いくつかの方法があります。

おもな骨密度検査法

DEXA法
（二重エネルギーX線吸収測定法）
- 測定部位は腰椎、橈骨、大腿骨頸部、踵骨、全身。
- 高齢者の低骨密度検出に最適です。

QUS法
（定量的超音波法）
- 測定部位は踵骨。
- 超音波を用いる方法で、被ばくの心配がなく、骨梁の分布も調べられます。

MD法
（マイクロデンシトメトリー法）
- 測定部位は手。
- 指標のアルミニウム板と手をX線撮影します。

pQCT法
（末梢骨定量的CT法）
- 測定部位は橈骨、踵骨。
- 海綿骨と皮質骨を分離して解析します。

> 骨密度とは一定の体積あたりのミネラル分（骨量）で、測定法によって単位が異なります。

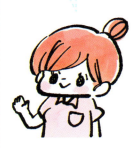

看護計画の作成

看護計画は、個々の患者が抱える問題を明確にし、その解決・改善のために行うべき看護を立案したものです。看護計画を実践しながら、つねに見直し、修正していくことがとても重要です。

看護過程の6段階

「看護計画の立案」は、看護過程（看護の考え方・進め方）の1ステップです。情報収集と分析（看護アセスメント）、そして問題の明確化（看護診断）を行って、看護計画の立案に進みます。

観察、主観的・客観的情報収集 → 看護アセスメント → 看護診断 → 看護計画の立案 → 看護計画の実践 → 看護計画の評価・修正

看護目標の設定

- 症状の緩和と、病状の進行や合併症の予防。
- 回復と自立へ向けたサポート（リハビリテーション、転倒予防、歩行訓練、退院指導など）。
- 社会心理的問題の把握と解決への支援。

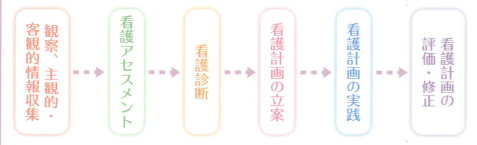

観察計画
(OP：Observation Plan)
問題に対する客観的視点です。

ケア計画
(実施計画、TP：Treatment Plan)
実際に行うべき看護ケアです。

教育・指導計画
(EP：Education Plan)
患者・家族に理解・習得してもらう事項です。

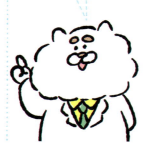

立案に際しては、3つの観点から整理するとわかりやすくなります。

第2章 外傷の看護

> 整形外科においてよくみられる骨折、脱臼、捻挫などについて、原因・症状・検査・治療・看護・リハビリに整理して解説します。

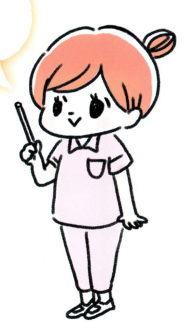

外傷とは

運動器の損傷は、外因性のものと内因性のものに大別されます。外因性の損傷が「外傷」です。この章では、おもに整形外科であつかう外傷性疾患についてみていきます。

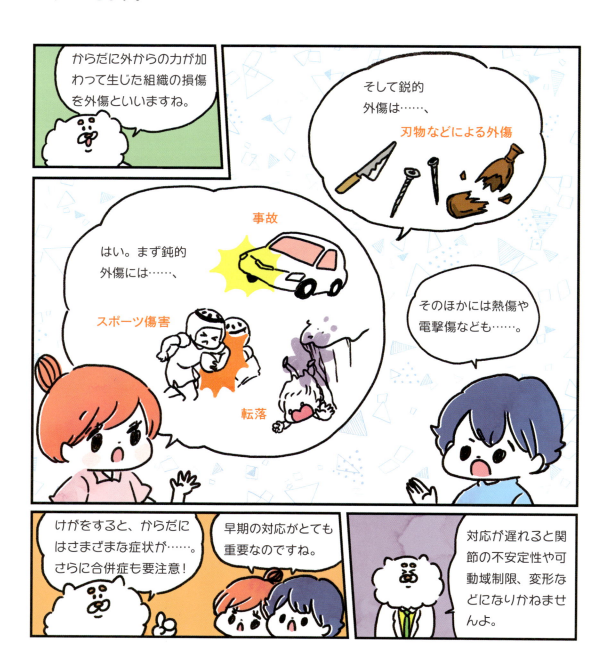

骨折
こっせつ

体外から加わった大きな力（外力）により、それまで正常に保たれていた骨組織のつながり（連続性）が断たれた状態です。運動器の外傷性疾患として発生頻度の高いものですが、大きな力によらない病的骨折や疲労骨折もあります。

分類　骨折にはさまざまなかたちがある。

骨折は、原因や発生のきっかけ（発生機転）、形態などによって、さまざまに分類されます。

完全骨折と不全骨折

骨折は、骨組織のつながりが完全に離断された完全骨折と、部分的に離断された（あるいは形状が変化した）不全骨折（亀裂骨折、若木骨折、竹節骨折、急性塑性変形など）に分けられます。

原因による分類

骨強度	分類	特徴
正常	外傷性骨折	正常な骨に大きな外力（骨組織の抵抗力を超える力）が作用して生じる。
正常	疲労骨折	骨折を起こすほどの力ではなくても、その力が骨の同じ部位に繰り返し作用することで骨の強度を低下させ、やがて骨折にいたる。スポーツ活動による使い過ぎで多くみられる。
低下	脆弱性骨折	骨粗しょう症などの病的要因によって骨の強度（抵抗力）が弱まり、小さな外力（たとえば転んで手をつく、角にぶつかる、小さな段差から降りるなど）で生じる。
低下	病的骨折	原発性骨腫瘍や転移性骨腫瘍によって骨の強度が局所的に著しく低下し、小さな外力（たとえばいすから立ち上がる）で生じる。

発生機転による骨折型

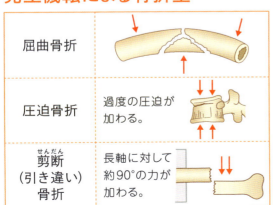

屈曲骨折	
圧迫骨折	過度の圧迫が加わる。
剪断（引き違い）骨折	長軸に対して約90°の力が加わる。

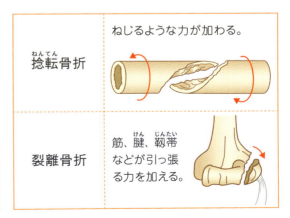

| 捻転骨折 | ねじるような力が加わる。 |
| 裂離骨折 | 筋、腱、靱帯などが引っ張る力を加える。 |

仮骨形成　骨折はどのように治っていくのか。

連続性を断たれた骨組織は、「仮骨の形成」という過程を経て、再びつながりをもちます（癒合）。

骨癒合のプロセス

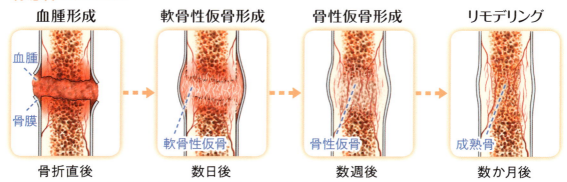

血腫形成	軟骨性仮骨形成	骨性仮骨形成	リモデリング
骨折直後	数日後	数週後	数か月後

症状　骨折はさまざまな症状を招く。

骨折の症状は、骨折部に現れる<u>局所症状</u>と、損傷の影響が全身に及んで生じる<u>全身症状</u>に大別できます。

局所症状と全身症状

局所症状
- 疼痛（とうつう）
- 介達痛
- 皮下血腫
- 強い圧痛
- 機能障害
- 腫脹（しゅちょう）（腫れ）
- 転位（骨のずれ）と変形
- 異常可動性
- 軋轢音（あつれきおん）

全身症状
- 出血性ショック
- 発熱

骨折の合併症
皮膚損傷、血管損傷、神経損傷、脂肪塞栓（そくせん）、外傷性皮下気腫などがあげられます。

出血性ショック
骨盤骨折などによって大血管が傷つき大量に出血すると、全身がショック状態におちいります。

治療　整復・固定・リハビリが基本。

骨折の治療の基本は、<u>整復・固定（外固定）・リハビリテーションの3段階（保存療法）</u>です。固定しても、可能な範囲で早期からリハビリを始めることが重要です。必要に応じて、手術療法（内固定や再建など）が選択されます。

骨折治療の流れ

❶ 整復
骨の折れた部分をもとの正しい位置に戻す。

❷ 固定
戻した位置を保ちながら癒合を促す。

❸ リハビリテーション
損傷した運動器の機能回復、残存機能の保持・活用を図る。

可能なかぎり早期にリハビリを開始することで、ADLの回復、QOLの向上を早めます。過度の安静は、かえって逆効果です！

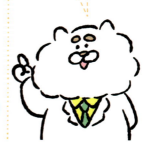

鎖骨骨折

若年層の男性に多くみられ、鎖骨の中央部（骨幹部）が損傷する鎖骨骨幹部骨折が大半を占めます。骨片がずれて（転位）、重なり合うと鎖骨が短縮し、患側の肩幅が狭くなってみえます。

原因　高齢者では脆弱性骨折として生じる。

若年層では交通事故やスポーツ活動などによる高エネルギー外傷が多いのですが、高齢者では転んで肩や肘をついたときに介達外力で生じるケースもあるので注意します。

機能障害の程度は軽いのですが、変形骨癒合を起こすこともあります。また、転位によって血管・神経損傷をきたすこともあります。

鎖骨骨折の発生機転

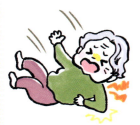

高齢者の転倒

症状　骨折箇所の変形がみられる。

肩から背中にかけて痛みや腫れが生じ、痛みのために上肢の運動は制限されます。神経損傷があれば、手の感覚障害を招きます。

X線検査では2方向の撮影で、転位の大きさなどを確かめます。

単純X線像

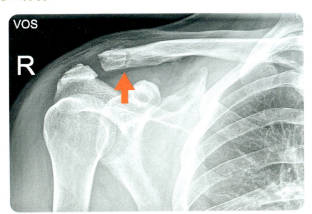

鎖骨遠位端に骨折がみられます（矢印）。　提供：Alamy/PPS

アセスメントのPoint

- □ 身体所見
- □ 外傷機転の聴取
- □ 局所の変形
- □ 痛みの部位
- □ 関節可動域（ROM）制限

鎖骨骨折の合併症

大きな外力によって生じた鎖骨骨折では、肋骨や肩甲骨の骨折、血気胸、肺挫傷といった胸部損傷を合併するケースがあるので、十分な観察が必要です。

治療　クラビクルバンドなどで固定を図る。

鎖骨の骨幹部骨折の場合、治療の基本は保存療法となります。

保存療法

整復を行い、バンドやギプスなどで固定します。近年はおもにクラビクルバンド（鎖骨固定帯）が用いられます。成人の場合、4週間くらいまで固定を続け、X線像で癒合を認めれば固定を除去します。

クラビクルバンドの装用

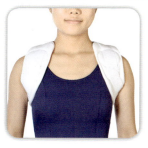
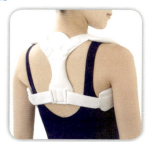

提供：アルケア(株)

鎖骨の遠位端骨折（両端部の骨折）では、転位がなければ三角巾固定→P45などで回復を図ります。

手術療法

鎖骨骨折で手術の適応となるのは、おもに高エネルギー外傷による開放骨折、粉砕骨折、肩甲骨骨折や神経損傷・血管損傷の合併例などです。

また、早くスポーツ活動を再開したい、社会復帰を急ぎたいといったケースでも、手術が選択されることがあります（社会的適応）。

手術療法では、プレート固定やピンニング固定による骨接合術が行われ、術後はクラビクルバンドで固定します。

ピンニング固定

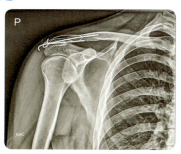

X線画像
提供：Alamy/PPS

鎖骨遠位端骨折の手術適応

烏口鎖骨靱帯の断裂によって骨折部の離開が大きいときは、偽関節を招く危険性が高いので手術療法が行われます。

看護　装具の正しい使用を促す。

保存療法時

- **疼痛緩和のサポート**　受傷後の痛みが強い急性期には、「上半身を少し起こした姿勢」「クッションや枕の利用」といった痛みがやわらぐ姿勢や工夫を指導します。

- **装具装着についての注意点を確認**　クラビクルバンドは締めすぎると腋窩部（えきかぶ）で神経や血管が圧迫され、上肢にしびれや麻痺（まひ）を招くことがあるので、パッドなどで適度な強度を保つように指導します。装着するときは、胸を張って肩を強く後ろに引く姿勢で装着します。

- **神経症状を見逃さない**　血行障害の徴候（皮膚の変色、冷感、末梢（まっしょう）動脈の拍動の変化など）や神経損傷の徴候（しびれ・麻痺など）を見逃さないように注意します。遅れて現れることもあるので、経時的な観察が必要です。

手術療法時

- **患側の腕を肩より高く上げないように**　術後の固定期間（術後から4週間ほど）では、患側の腕の挙上を制限します。その範囲内で、早期から運動療法（とくに肘や手の運動）を開始し、筋萎縮や拘縮（こうしゅく）を防ぎます。

回復期

- **固定が解除されたら挙上角度を上げていく**　クラビクルバンドが外れたら、医師の指示のもと、上肢の挙上角度を上げていきます。

リハビリ　早期に関節可動域（ROM）訓練を始める。

受傷から4週間ほどは患部を固定して、患側の腕は90°以上は上げないようにしますが、鎖骨にストレスをかけない範囲で早期からROM訓練や筋力訓練（振り子運動→P46）などを始めます。

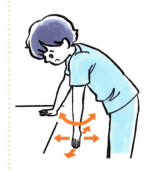

振り子運動

鎖骨骨折

上腕骨近位端骨折
じょうわんこつきんいたんこっせつ

上腕骨の肩関節近くの骨折で、頸部骨折が大半を占めます。高齢女性に骨粗しょう症を基盤にした脆弱性骨折が目立ち、腋窩神経や腋窩動脈・静脈の損傷を伴うことも。直達外力・介達外力・自家筋力のどれでも起こりますが、高齢者は転んで手や肘をついたときの介達外力によることがほとんどです。

原因　脆弱性骨折として起こることが多い。

高齢者では、転んだときに手や肘をついて起こるケースがほとんどです。
若年層では、交通事故やスポーツ活動などによる高エネルギー外傷（上腕骨近位端に強い外力が加わって生じる）が多くみられます。

症状　上肢が挙上できなくなる。

骨折部に強い痛みや腫れが生じ、患側の上肢が挙上できなくなります。受傷直後は患側の肩に皮下出血がみられ、しだいに胸部や上腕に及んできます。

上腕骨近位端骨折の重症例

3パート骨折

4パート骨折

（ニアー分類より一部改変）

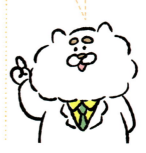

転位の大きい3パート、4パート骨折の場合、上腕骨頭への血行が失われて高率に遅発性の骨頭壊死を生じます。

検査 くわしい所見はCT検査で探る。

身体所見、単純X線撮影、必要に応じてCT検査を行って診断します。
X線検査では、2〜3方向から撮影したX線像で骨折を確かめます。
痛みで軸写ができないときや、さらにくわしく調べたい場合は、CTや三次元CTが有用です。
両検査ともに被ばくを考慮して、女性には妊娠中または妊娠の可能性があるか確認します。

治療 転位が大きい場合には手術適応に。

骨折型や転位の程度によって治療法を選択します。

保存療法

転位が小さい場合には、三角巾（さんかくきん）、ショルダーブレースなどで骨折部の固定を行います。
骨癒合の目安は3〜4週間ほど。肩関節の拘縮（こうしゅく）を防ぐため、早期から運動療法（振り子運動→P46、関節可動域訓練など）を始めます。
三角巾の固定 肘はからだの前にくるように90°に曲げて、固定バンドは三角巾の上から装着します。手関節を動かせるように固定します。

手術療法

転位が大きいケースは手術療法の適応ですが、年齢や生活強度、骨折部の安定性、全身状態、骨粗しょう症の有無なども十分に考慮して選択されます。
手術療法では、観血的整復とワイヤーやプレート、髄内釘（ずいないてい）などによる内固定が行われます。状態によっては人工骨頭置換術が行われることもあります。
高齢者の手術療法 高齢者の場合、保存療法では十分な骨癒合をなかなか得られません。手術療法ならば骨折部の固定も強固で、骨癒合までの治療期間も短くなるので、手術療法を検討します。

上腕骨近位端骨折

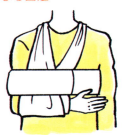

三角巾と固定バンドによる固定

看護　術後の合併症に注意を。

保存療法時

- **固定期間の筋力低下・関節拘縮を防ぐ**　可能な範囲で、運動療法を行います。
- **手関節や手指は積極的に動かす**　上肢は固定しますが、手関節や手指は積極的に動かすよう指導します。

手術療法時

- **術後合併症に十分な注意を**　血管・神経損傷、術後感染症、偽関節、上腕骨頭壊死といった術後合併症には十分な注意を払います。また、とくに高齢者の場合は術後せん妄にも注意を要します。
- **術後の疼痛を緩和し、十分な睡眠を確保**　疼痛コントロールや安眠確保のため、患肢の下に安楽まくらなどを置くといった工夫で楽な肢位を調整します。

偽関節
骨折した部位の癒合が停止し、結合組織で骨折端がつながっているため可動性がある状態をいいます。

リハビリ　振り子運動で肩関節の拘縮予防。

運動療法の早期開始は、疼痛の緩和、関節可動域の確保、腫脹の軽減、ＡＤＬ（日常生活動作）の回復に対してひじょうに効果的です。

立位を保つことができて、背骨の変形や腰痛がなければ、受傷後１週目より（術後の場合は２週目より）、肩関節のROM訓練を始めます。

振り子運動

コッドマン体操ともいいます。机などに手をついて、からだを固定し、患側の手を前後左右に振ったり回したりします。おもりになるものを持つと、負荷を調整できます。

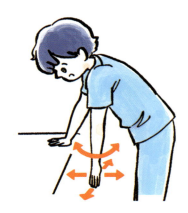

上腕骨骨幹部骨折

上腕骨の中央部分（骨幹部）に強い外力が加わって起こる骨折ですが、自家筋力（筋の牽引力）によって生じることもあります。また、新生児の分娩時骨折（若木骨折）としてみられることもあります。
上腕骨骨幹部骨折では、橈骨神経損傷を伴いやすくなります。

原因　自家筋力で生じることも。

直達外力によるケースでは、上腕骨の骨幹部に外力が加わって横骨折となりますが、交通事故や高所からの転落などで外力がひじょうに大きい場合（高エネルギー外傷）、粉砕骨折になります。
転んで手をつく介達外力、投球や腕相撲などの捻転力によるケースでは、らせん骨折や斜骨折になります。
自家筋力で起こる上腕骨骨幹部骨折でよく例に出されるのが「腕相撲骨折」や「投球骨折」です。

自家筋力による上腕骨骨幹部骨折

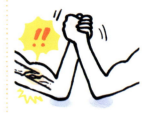
腕相撲骨折

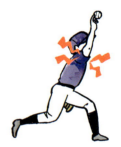
投球骨折

症状　骨片がずれると上腕骨の短縮が。

骨折部の自発痛や圧痛、腫脹、皮下出血、変形などが現れます。転位が大きいと上腕骨の短縮がみられます。
らせん骨折によって橈骨神経損傷を伴うと、橈骨神経麻痺→P110から下垂手を招きます。

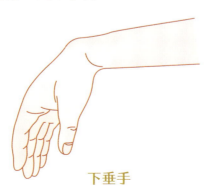
下垂手

下垂手
橈骨神経麻痺によって橈側・尺側手根伸筋、総指伸筋、長母指伸筋などが麻痺して手関節が背屈不能になり、手が垂れ下がってしまう状態です。

検査 単純X線撮影で骨折を確認。

単純X線像（2方向）で骨折の位置と転位の状態（骨折型）を確認します。
下垂手がみられる場合は、電気生理学的検査（筋電図検査や神経伝導検査など→P35）で橈骨神経の損傷を調べます。血管の損傷が疑われる場合は、超音波検査などを行うことがあります。

治療 保存療法でほとんどが回復に向かう。

治療は保存療法が基本です。外固定によって、多くのケースは改善されます。

保存療法

骨折部を固定して回復を図ります。骨癒合の目安は6週間ほどです。

ハンギングキャスト（懸垂ギプス包帯）

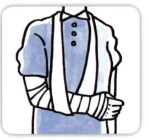

ギプスの重みで整復・固定位を保ちます。

ファンクショナル・ブレース

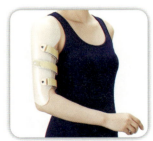

提供：KAWAMURAグループ

手術療法

手術療法の適応となるのは、開放骨折、不安定な骨折（粉砕骨折、二重骨折など）、血管損傷の合併、また高齢者で保存療法が困難なケースです。
手術方法は、その人の活動度などに応じて選択されます（近年は、おもに髄内釘固定法が行われています）。

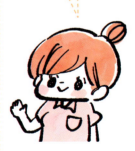

ハンギングキャスト法のほか、三角巾と固定バンドで上肢を体幹に固定させます→P45。必要に応じてファンクショナル・ブレースという肘を動かせる機能装具が用いられます。

看護 　神経損傷の徴候を見逃さない。

保存療法時

● **橈骨神経損傷に十分な注意を**　骨折による腫れやギプス固定によって橈骨神経に損傷が及ぶと、いちじるしい疼痛（とうつう）が生じ手くびや手指の運動に支障をきたします。手関節が背屈できるか、母指が伸展できるかチェックして、早期発見に努めます。

● **急性期を過ぎれば固定をかえることも**　ファンクショナル・ブレースに変更したら肩や肘関節の関節可動域（ROM）訓練などを指導します。

手術療法時

● **手術は全身麻酔**　手術は全身麻酔で行われます。術前に既往歴、体質などの情報を収集しておきます。

● **積極的に他動運動を行う**　手指の関節拘縮（こうしゅく）を防ぐため、また患肢の浮腫を防ぐため、疼痛が自制できる範囲で術直後より積極的に他動運動を行います。また、自分でもよく動かすように指導します。

● **早期の作業療法導入を説明する**　術後は可能なら翌日から作業療法を開始すること、早期リハビリテーションの重要性を十分に説明します。

リハビリ 　肩関節の早期他動・自動運動を。

肩関節の他動・自動介助運動、自動運動、振り子運動（コッドマン体操→P46）、ROM訓練、筋リラクゼーションなどを行います。

筋リラクゼーション
筋の感覚受容器を軽く刺激することで、緊張を減少させます。

上腕骨顆上骨折
じょうわんこつかじょうこっせつ

上腕骨の遠位端（下端部）の骨折です。遠位端はいくつかの構造に区分されますが、そのなかで顆上部の骨折が多くみられます。とくに小児骨折として頻度が高いのですが、近年では若年層に、スノーボードで転倒して起こるケースが増えてきています。

原因　小児では遊具からの転落や転倒が多い。

大きな外力が加わって生じる顆上骨折は小児に多く、おもにブランコ、鉄棒、跳び箱、すべり台などからの転落や転倒で、肘を伸ばして手をついたときに受傷する場合（介達外力）がほとんどで、手関節の骨折を伴うこともあります。

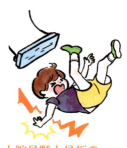

上腕骨顆上骨折の合併症

転位が高度な場合では、正中神経・橈骨神経の損傷から手や指のしびれや麻痺を伴います→P58。腫れがひじょうに強い場合、コンパートメント症候群からフォルクマン拘縮を招くことも→P52。

フォルクマン拘縮は、一生手が使えなくなるほどの重大な合併症なので、5P（6P）徴候がわずかでもみられたら、すぐに医師に報告します。

長期的な合併症として、しっかり整復がなされなかった場合（手術を行わなかった場合）に生じる変形治癒があげられます。骨折部が曲がって癒合して、内反肘変形をきたします。

症状　肘を動かせなくなる。

受傷早期には肘関節の強い痛みや腫れが生じ、肘を動かせなくなります（運動制限）。
骨片の転位があると、肘頭が後方へ突出してみえます（変形）。腫れが強まってくると橈骨神経や正中神経の圧迫症状が現れます。転位が高度だと、上腕動脈が損傷することがあります。

5つの循環障害徴候（5P）

- 疼痛 pain
- 運動麻痺 paralysis
- 脈拍消失 pulselessness
- 蒼白 paleness
- 感覚障害 paresthesia

受傷後、時間の経過とともに肘関節周囲の血管が圧迫されると循環障害が生じ、この徴候が現れます。

腫脹 puffiness を加えて6Pとすることがあります。

50

検査　受傷状況とX線像から診断を。

単純X線像（2方向）で骨折の位置と転移の状態（骨折型）を確認します。

伸展型と屈曲型骨折

伸展型骨折がほとんどで屈曲型骨折はまれにみられます。

伸展型骨折

肘を伸ばした状態で手をつくときに起こります。

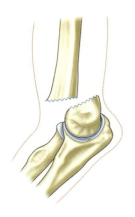

屈曲型骨折

肘を曲げた状態で肘をついたときに起こります。肘頭部の挫傷を伴うことがあります。

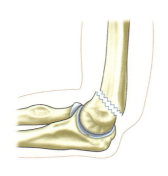

治療　ほとんどのケースで手術療法が行われる。

転位がみられない、あるいは転位が小さなケースでは、保存療法（外固定）によって回復を図ります。骨癒合の目安は3〜4週間です。ただし、上腕骨顆上骨折の場合、手術が必要となるケースがほとんどです。

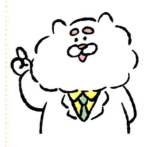

保存療法

ギプス固定や装具療法、牽引療法などが行われます。

手術療法

転位が中等度（Ⅲ型）や高度（Ⅳ型）、骨折部が不安定、神経・血管損傷を伴うケースでは、手術療法が選択されます。
全身麻酔下で整復し、プレート固定術や経皮的ピンニング固定術を行い、術後はギプスで固定します。

看護　絶対にフォルクマン拘縮をつくらない。

小児のケア

上腕骨顆上骨折患者の多くは小児なので、その点に配慮したケアが求められます。

- **フォルクマン拘縮の徴候を見逃さない**　強い痛み、とくに患肢の手指を他動的に少し動かしただけで泣きわめくなど、異常な痛がり方をするときは注意を要します。

- **言動、機嫌、表情などから症状を察知する**　痛みやしびれといった症状を、小児は的確に表現できません。言動、機嫌、表情などを注意深く観察して、現れている症状や程度を読み取る（評価する）ように努めます。

- **神経症状に注意を**　転位が高度で神経損傷を伴うときは、その徴候（運動障害や感覚障害）を見落とさないようにします。

- **血管損傷にも留意を**　腕動脈の損傷を伴うことがあるので、橈骨動脈の拍動をチェックして早期発見に努めます。

- **家族の協力をあおぐ**　小児患者のケアには家族の協力も求め、緊張をできるだけやわらげ、わかりやすい言葉や態度で理解を促します。

手術療法時

- **術後の他動運動は行ってはいけない**　肘関節周辺には異所性骨化が起きやすいので、肘関節については、術後の他動運動は行わないようにします。

フォルクマン拘縮

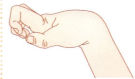

上腕動脈の損傷・圧迫によって血流が滞ると、周辺組織（屈筋群）の阻血性壊死（え）死（し）が生じ、手の拘縮が引き起こされます。小児の上腕骨顆上骨折に多く、放置すると廃用手（手がまったく動かない）となることもあり、治療法がないので早急な処置が求められます。

リハビリ　肩や手関節は早期リハビリを。

術後は早期に（翌日から）肩や手の関節可動域（ROM）訓練を開始します。
上腕骨顆上骨折では、固定期間中に肘関節の拘縮が生じやすいので、2週目くらいから肘関節の自動訓練を始めます。

肘関節脱臼骨折

肘関節の脱臼は転んで手をついたときに起こることが多く（介達外力）、乳幼児や高齢者ではほとんどの場合、骨折を伴う脱臼骨折となります。

原因　転倒によるケースがほとんど。

肘関節脱臼骨折は、転倒によって起こるケース（介達外力）がほとんどです。
小児では肘の亜脱臼（**肘内障**）や**モンテジア骨折**が多くみられます。

症状　それぞれの症状が複合的に発現。

肘関節脱臼では、上肢の短縮、肘頭の後方への突出（後方脱臼）がみられ、肘関節の屈伸ができなくなります。
肘頭骨折では肘関節の痛みと腫れが生じ、転位があれば肘を自分で伸ばせなくなります。
橈骨頭骨折では肘関節の可動域制限や不安定性を招き、転位があるときは（または粉砕骨折では）肘が腫れ、圧痛がみられます。

肘関節脱臼骨折の4分類

1. 橈骨頭骨折と肘関節後方脱臼
2. 橈骨頭骨折と尺骨鉤状突起骨折、肘関節後方脱臼
   3つの病態が組み合わさったもっとも重篤なケースで、**テリブル・トライアド**（terrible triad）といわれます。
3. 橈骨頭の前方脱臼と尺骨骨折（モンテジア骨折）
4. 肘関節後方脱臼骨折

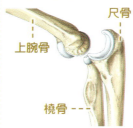

肘関節後方脱臼
尺骨／上腕骨／橈骨

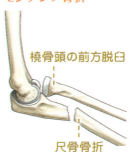

モンテジア骨折
橈骨頭の前方脱臼／尺骨骨折

検査　肘関節脱臼骨折はX線像によって分類。

単純X線検査で脱臼と骨折の状態を把握します。
CT検査は、粉砕骨折の診断に有用です。

治療　重度のケースでは創外固定も行われる。

転位がなければ（あるいは骨片転位が小さい場合は）、保存療法によって回復を図りますが、転位が大きかったり、関節不安定性が強かったりするケースでは手術療法が検討されます。

保存療法

肘関節脱臼に対しては徒手整復を行い、ギプス固定、理学療法などで回復を図ります。

手術療法

観血的整復ののち、プレートやスクリュー、鋼線などを用いて内固定を図り、術後はシーネ（副木）固定を行います。
肘関節脱臼で関節が不安定な（再脱臼を起こす）ケースでは、靱帯の縫合術を検討します。
橈骨頭の粉砕骨折では、人工橈骨頭置換術が行われることもあります。

肘関節脱臼の整復

肘頭骨折
転位が小さければギプス固定（3週間程度）。

橈骨頭骨折
転位が小さければギプス固定（3〜4週間）。

肘関節脱臼
徒手整復とギプス固定（1週間程度）。

テリブル・トライアドの治療

必要に応じて創外固定器を使用することがあります。

看護　患肢の他動運動は禁忌。

- **固定期間中も肩や手指の運動を行う**　肩関節や手指は肘を固定中でも自分で動かすことができるので、拘縮や筋力低下を防ぐため、積極的に運動を行うように指導します。

- **他動運動や強いマッサージは行わない**　肘周囲の脱臼や骨折は異所性骨化を生じやすい外傷なので、肘の他動運動は避け、マッサージも弱い力にとどめます。

> 術後は1週から肘関節の屈曲・伸展運動などの自動ROM訓練を、4週からは回内・回外運動を始めます。

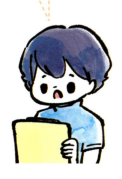

橈骨遠位端骨折

前腕骨（橈骨と尺骨）のうち、母指側にある橈骨の遠位端（手関節に近い部分）に起こる骨折で、尺骨の遠位端や手根骨の骨折を伴うこともあります。
骨粗しょう症を基盤とする脆弱性骨折として頻発し、とくに高齢女性に多くみられます。

原因　転んだときに手をついて生じることが多い。

転んで手（手掌または手の甲）をついたとき、介達外力によって起こることが多く、骨粗しょう症→P156のある女性や小児に好発します。
高エネルギー外傷では、交通事故（とくにオートバイや自転車による事故）や労働災害、スポーツ活動などでみられ、多くは粉砕骨折となります。

年代別特徴

小児	おもに転位が小さな骨折や若木骨折（折れずに曲がる）。
成人	おもに高エネルギー外傷による粉砕骨折。
高齢者	おもに骨粗しょう症を基盤にした低エネルギー外傷で、もっとも頻度が高く、複雑に折れることが多い。

症状　コーレス骨折では手のフォーク状変形が。

手くびの強い痛み（動かすと増強）や腫れ、手関節の可動域制限（背掌屈制限や回内外制限）などが生じ、手に力が入らなくなります。
正中神経→P58が圧迫を受けると、母指から環指（薬指）にかけてしびれや麻痺が現れます（外傷性手根管症候群）。
コーレス骨折→P56では、橈骨の骨片が背側に転位して、手くびがフォーク状変形をきたします。

フォーク状変形

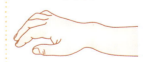

フォークを伏せて置いたような手くびの変形です。

検査　画像検査で損傷の状態を把握。

単純X線撮影で骨折を確認できたら、必要に応じてCT検査で手関節内の骨折線や粉砕骨折を把握します。
手関節内の軟部組織の損傷については、MRI検査が有用です。

関節外骨折と関節内骨折 （橈骨遠位部の側面像）

関節外骨折 骨折線が 関節内に 及んでいない	コーレス骨折 （橈背屈、短縮）	スミス骨折 （掌側転位）	関節内骨折 骨折線が 関節内に 及んでいる	バートン骨折 （掌側転位）	粉砕骨折
	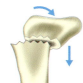			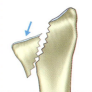	

治療　転位が軽度なら保存療法で回復を図る。

治療中や治療後にも、正中神経麻痺や手根管症候群、尺骨突き上げ症候群といった合併症に十分な注意が必要です。

保存療法

転位が軽度の場合、徒手整復を行い、MP（中手指節間）関節までギプスやシーネで固定します。
骨癒合の目安は4～6週間ほどです。

手術療法

「転位が大きい」「徒手整復や整復位の保持が難しい（保存療法では骨癒合が望めない）」「腫れがひじょうに強い」「粉砕骨折」「神経損傷を伴っている」といった場合は、手術療法の適応となります。
手術方法として、プレート固定術や経皮的鋼線固定術（経皮ピンニング固定術）などがあげられますが、おもにプレート固定術が行われています。

尺骨突き上げ症候群

橈骨遠位端骨折で橈骨が短縮したり、生まれつき尺骨が長かったりすると、尺骨遠位端の位置が手関節部で相対的に長くなり、痛みや関節可動域（ROM）制限などを招きます。

> **看護** 手指の自動運動をうながす。

保存療法時

- **疼痛緩和をはかる**　受傷によって強い痛みを招くため（動かすと痛みがさらに強まるため）、損傷部を動かさないように指導します（固定と三角巾による前腕挙上）。
- **腫脹の軽減も重要**　腫れを最小限に抑えるため、骨折部を高く上げ（前腕挙上）、アイシングも行います。
- **固定中も手指の運動を行う**　損傷部を固定しているあいだもできるだけ手指は動かすようにして、腫脹や拘縮を予防するように伝えます。

手術療法時

- **術後は合併症の出現に注意が必要**　合併症の出現には十分な注意をはらいます。固定や圧迫による神経症状（尺骨神経麻痺・橈骨神経麻痺・正中神経麻痺）も見逃さないように。

  神経損傷のチェック　手指の感覚や動きをチェックします。

  循環障害のチェック　手指の冷感、爪の甲の色、チアノーゼ、橈骨動脈の拍動（触知）などをチェックします。

- **利き手が使えない場合は援助を**　ＡＤＬ（日常生活動作）がかなり制限されるので、食事、清潔、排泄などには適切な援助を行います。
- **リハビリテーションへの取り組みをサポート**　早期にリハビリが開始されるので、積極的に取り組めるようサポートします。

> **リハビリ** 手指の拘縮予防に努める。

術後早期から作業療法、運動療法などを開始し、**手の機能**の回復・保持に努めます。早期（直後）にはPIP関節のみ動かし、痛みが引いたらなるべく早めにMP関節の屈伸を加えます。

固定期のリハビリ

PIP関節屈伸　　MP関節背屈　　MP関節屈曲

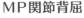
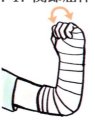
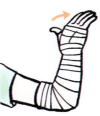
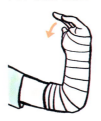

四肢外傷の合併症

四肢は、日常生活でもしばしばケガ（組織の損傷）をしてしまう部位ですが、受傷や治療によってそのはたらきが制限を受けるとさまざまな問題が生じます。とくに末梢の疼痛やしびれ、浮腫、冷感などには注意しなければなりません。

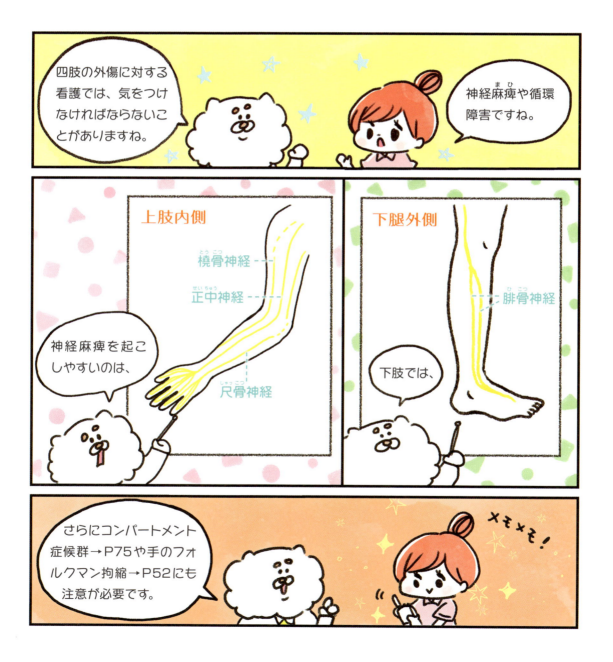

脊椎圧迫骨折

脊椎の圧迫骨折は、椎体がおしつぶされて（圧潰）変形する病態です。社会の超高齢化に伴い、骨粗しょう症を基盤に椎体がもろくなり、軽微な力で生じる脆弱性骨折（いつの間にか骨折）が多くなっています。

原因　骨粗しょう症が起因になることも。

強い外力が加わって生じる高エネルギー外傷（交通事故など）も大きな原因ですが、高齢者で骨粗しょう症→P156に起因するケースが多くなっています。がんの骨転移で起こることもあります。

後ろに転んでしりもちをついたときなど、胸椎と腰椎の移行部に骨折が生じやすいのです。

脆弱性骨折では、たとえば「重い物を持ち上げた」「中腰で作業を続けた」ときにも椎体がおしつぶされてしまうことがあります。また、くしゃみで圧迫骨折を招くといったこともみられます。

症状　脊柱の変形もみられる。

おもに腰背部に強い痛みが現れ、脊柱の可動域制限や変形なども生じます。

急性症状と慢性症状

急性症状

腰や背中の強い痛み
（からだを動かすと増強する）

- 骨折部位の叩打痛
- 関節可動域（ROM）制限

慢性症状

脊柱の後弯変形（円背）

- 偽関節
- 遅発性神経麻痺
  （しびれや下肢麻痺など）
- 低身長化

圧迫骨折

上下から圧迫を受けて椎体の前縁がおしつぶされたとき、楔状化（側面X線像で前方が低く後方が高い）がみられますが、通常、神経症状は伴いません。

破裂骨折

椎体の後縁がつぶれたとき、骨片が後方（脊髄方向）へ突出して脊髄や馬尾神経を圧迫すると両下肢麻痺や膀胱直腸障害などの重大な神経症状が現れます。

アセスメントの Point

- ☐ 下肢の運動・感覚障害
- ☐ しびれの増強
- ☐ 疼痛増強
- ☐ 睡眠
- ☐ 呼吸状態
- ☐ 膀胱直腸障害
- ☐ 深部静脈血栓症
- ☐ 床上安静による皮膚トラブル
- ☐ コルセットの適切使用

四肢外傷の合併症／脊椎圧迫骨折

検査　MRIの診断率がひじょうに高い。

身体所見、単純X線撮影、MRIで診断をすすめます。
X線像は骨折部位と程度の確認に有用です。
MRIの診断率は高く、早期に実施して診断を確定します。

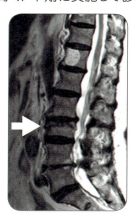

MRI像

第3腰椎に圧迫骨折のあとがみられます。
提供：RM/PPS

治療　コルセットの装用やベーラー体操を。

保存療法が基本で、麻痺などの症状がなければ、たとえば腰椎ならばベーラー体操（吊り上げ法）で背筋などを強化し、コルセットなどで骨折部の安静を図ります。

保存療法

骨折後1〜2週間はギプスやコルセットなどで固定して損傷部の安静を保ち、必要に応じて薬物療法も行い疼痛(とうつう)緩和を図ります。腰椎の圧迫骨折では、持続牽引を行うこともあります。保存療法を2〜3か月ほど続けると、多くの症例で十分な骨癒合を得られます。

胸腰椎コルセット

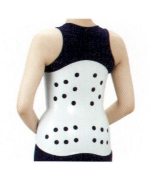

提供：KAWAMURAグループ

高齢者の保存療法の問題点

椎骨の圧迫骨折では、骨癒合が得られるまでに2〜3か月ほどかかります。高齢者の脆弱性骨折では安静臥床の期間が長引き、それが寝たきりの起因になりかねません。また、肺炎や褥瘡(じょくそう)（床ずれ）といった合併症にも十分な注意が必要です。

手術療法

手術療法の適応は、神経症状がみられる、保存療法では症状が改善されない（高度の圧迫骨折）、骨折部の不安定性が大きい、痛みが増強する、社会生活に支障をきたしているといったケースです。近年は、経皮的椎体形成術（骨セメント療法）も実施されています。

術後合併症
深部静脈血栓症、感染、硬膜外血腫、褥瘡などがあげられます。術後の合併症の予防も看護の大きな目標となります。

経皮的バルーン椎体形成術

経皮的椎体形成術（PVP）や経皮的バルーン椎体形成術（BKP）は、骨セメント療法ともいわれます。おしつぶされた椎体内に穿刺針を挿入し、医療用セメント製剤を注入・充填して形成を図ります。

❶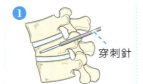
穿刺針

❷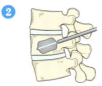
バルーンをふくらませて、椎体を整復します。

❸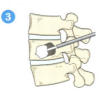
骨セメントを詰めます。

❹

看護　疼痛緩和とADLの回復を。

痛みがやわらぎ、十分な睡眠が確保され、ADL（日常生活動作）が受傷前の状態に近づいていくことが目標です。

保存療法時

- **早期離床という目標を共有する**　高齢者の脆弱性骨折では、この受傷が寝たきりの起因になりかねません。疼痛コントロールを徹底し、早期離床という目的を共有します。

- **「過度の安静は逆効果」を理解してもらう**　適切な安静は重要ですが、活動性が低下すると心身の機能も低下して、ときにせん妄を招くことにもなります。積極的な体動を促し、早期に歩行を開始して下肢の筋力低下を防ぎます。

- **誤嚥には十分な注意を**　側臥位で食事をとることもあり、誤嚥には十分な注意をはらいます。ごはんはおにぎりにかえるなど、食事形態の変更や工夫を指導します。

- **コルセットを正しく装用してもらう**　正しい装用をチェックし、装用による皮膚損傷への注意を促します。

| 体位変換の補助 | くびや腰をひねらないように注意する（ログロール法）。 |

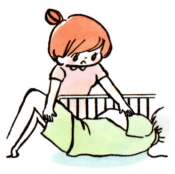 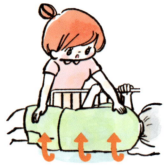

- **服薬遵守** 鎮痛薬や骨粗しょう症治療薬などを服用している人には、服薬指示をきちんと守るよう、家族にも伝えます。
- 疼痛を誘発するような体動や姿勢について自覚を促す。
- **転倒予防のためのサポート** 転倒予防のために筋力強化やバランス訓練は継続し、転倒を遠ざける生活環境についても指導を行います。

手術療法時

- **深部静脈血栓症の予防を** 体位変換、下肢の自動運動、早期離床、弾性ストッキングの使用、適度な水分補給などを心がけ、深部静脈血栓症を防ぎます。

深部静脈血栓症のチェック

安静によって下肢の「筋ポンプ」が使われないと静脈血のうっ滞を招き、血管内に血栓が生じます。深部静脈血栓症は、肺血栓塞栓症の原因となります。

ホーマンズサイン

膝関節を伸ばして、足関節を背屈させるとふくらはぎに痛みを訴える場合、深部静脈血栓症による静脈炎の可能性があります。

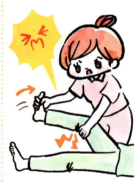

リハビリ　早期からベッドサイドリハビリを。

脊椎圧迫骨折の回復のため、局所の安静を保つことはとても重要です。疼痛緩和の面からも、急性期には安静臥床をとるのですが、そうすると筋力や心臓の機能はどんどん低下していってしまいます。

そこで早期（安静期）から、痛みを招かない範囲でベッドサイドリハビリテーションを導入し、回復の段階を追って運動療法の強度を上げていきます。

おもなリハビリテーション

安静期
- マッサージ
- ストレッチ
- ROM訓練
- 筋力トレーニング（背筋、腹筋）
- 早期起立歩行訓練
- バランス訓練

回復期
- 歩行訓練
- バランス訓練
- 筋力トレーニング

肋骨骨折

高頻度でみられる骨折で、好発部位は第5〜10肋骨です。高エネルギー外傷（交通事故、高所からの転落、コンタクトスポーツなどでの受傷）では複数の肋骨が折れることもあり、ときに肺や心臓、血管などにも損傷を与えます。近年は、脆弱性骨折が目立つようになっています。

原因　胸を強く打って生じるケースが多い。

大きな原因は交通事故やコンタクトスポーツなどによる胸部への強い直達外力ですが、骨粗しょう症を基盤として小さな外力（転倒などの介達外力）でも、また咳やくしゃみでも骨折するようなケースが目立ってきています（高齢者の脆弱性骨折）。
また肋骨骨折では、ゴルフや野球、咳の繰り返しなどに起因する疲労骨折もみられます。

症状　軋轢音が生じることも。

骨折部に痛み（ときに圧痛も）や腫れ、皮下出血などが現れ、ときに軋轢音（骨折部で骨がきしむ音）が生じます。
胸痛は2〜3週間続き、呼吸運動や特定の動作（たとえばからだを反らす、寝返りをうつ）によって増強します。

検査　胸部X線像から骨折を読み取る。

身体所見、胸部触診、単純X線撮影、必要に応じて超音波検査などによって診断をすすめます。不全骨折や肋軟骨骨折では、X線に写らないことがあります。仮骨形成が始まるころ（再診時）にX線検査で再度確認することがあります。

肋骨骨折の合併症

高エネルギー外傷の場合、鎖骨や肩甲骨などの骨折、血気胸や肺挫傷、フレイルチェストなどを合併しやすいのですが、高齢者の低エネルギー外傷でも、血気胸を伴うケースがみられます。

フレイルチェスト（動揺胸郭）

連続する複数の肋骨が2か所以上で離断すると、胸郭が不安定になって奇異呼吸（息を吸うと折れたところが凹み、息を吐くと膨らむ現象）が発現します。この状態はフレイルチェスト（動揺胸郭）といわれ、換気障害の原因になります。

血気胸

胸腔内に、出血した血液がたまる血胸と、肺から漏れた空気がたまる気胸の両方がみられる状態。

肺挫傷

胸部への強い圧迫（鈍的外力や肺胞内圧の急激な上昇など）によって肺が損傷し、血腫や血液が胸腔にたまった状態。

脊椎圧迫骨折／肋骨骨折

治療　バストバンドを用いた保存療法が基本。

治療の基本は保存療法。バストバンド（胸部固定帯）などを用いた外固定によって骨癒合が得られます。

保存療法

重い合併症がみられなければ、完全骨折でも不全骨折（ひび）でも治療は同様です。
痛みが軽ければ非ステロイド性抗炎症薬（NSAIDs）などの薬物療法と湿布などで経過を観察します。痛みが強い場合、バストバンドによる圧迫固定を行います。
骨癒合の目安は4〜6週間ほどです。

手術療法

「重い合併症がある」「高度な転位がみられる」といった場合に手術療法の適応となりますが、肋骨骨折に対する手術治療はかなりまれなケースです。

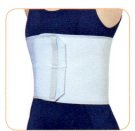

バストバンド

提供：アルケア(株)

看護　呼吸状態にも十分な注意を。

- **自然治癒への理解を促す**　損傷部の安静保持が重要で、保存療法で自然治癒していくことを十分に説明します。
- **痛みを招く動作は避けるように**　痛みを招く動作はなるべく避け、咳やくしゃみなどが出ないよう、寒冷刺激やほこり、花粉、受動喫煙などに注意するよう指導します。
- **呼吸状態に注意を**　安静にしていても呼吸が苦しそうなときは、血気胸や肺挫傷などを合併していることがあるので、呼吸状態の観察はおこたらないようにします。

リハビリ　下肢の運動から始める。

骨折部の安静期間は、上肢の運動もなかなかできないのですが、下肢については可能な範囲（呼吸運動に大きな負荷がかからない範囲）で運動療法を行います。

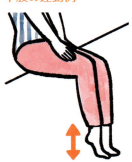

下肢の運動例

端座位でかかとを上げ下げします。

骨盤骨折

骨盤は寛骨（腸骨・坐骨・恥骨が癒合）と仙骨、尾骨からなり、高エネルギー外傷による骨折では隣接臓器に、さらには遠隔臓器にも損傷が及ぶケースが少なくありません。
出血性ショックにおちいると生命にかかわり、救急処置がとても重要となります。

原因　骨盤輪骨折は直達外力、寛骨臼骨折は介達外力で。

骨盤輪骨折は、交通事故や墜落事故などで大きな外力が加わって生じますが、高齢者では、転んで腰を打つなどの小さな外力で生じることもあります。

寛骨臼骨折は、外力が大腿骨頭から伝わって生じ、股関節の後方脱臼を伴うことがあります（ダッシュボード損傷など）。

骨盤輪骨折のAO分類

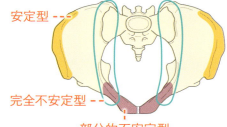

安定型
完全不安定型
部分的不安定型

安定型は骨盤骨折の5〜7割にみられ、骨盤輪（寛骨、仙骨、恥骨結合）は安定しています。部分的不安定型は骨盤骨折の2〜3割にみられ、骨盤輪の前方が不安定です。完全不安定型は骨盤骨折の1〜2割にみられ、骨盤輪の前方・後方ともに不安定です。

症状　受傷直後は激しい痛みにおそわれる。

激しい痛みと出血がみられます。骨折部で大血管が損傷されると内出血が相当量に及ぶケースもあり、出血性ショック（出血による血圧の低下）に対する救命救急処置が重要になります。出血性ショックから離脱できないとARDS（急性呼吸促迫症候群）やDIC（播種性血管内凝固症候群）などを招くことがあり、多臓器不全（MOF）へすすむと救命が困難です。また不安定な骨盤骨折には脂肪塞栓症候群を伴うこともあります。

骨盤の裂離骨折

成長期のスポーツ外傷としてみられる骨折で、短距離走やハードル競技、走り幅跳びなどで筋付着部が裂離してしまいます。骨盤の裂離骨折では保存療法を行い、受傷後2〜3か月で骨癒合が得られたらスポーツ復帰が可能になります。

マルゲーニュ骨折

骨折が前方骨盤輪と後方骨盤輪で起こり（完全不安定型）、垂直にずれて、後腹膜出血をきたす重篤な状態です。

寛骨臼骨折の起こりやすい部位（右側）

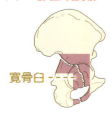

寛骨臼

重度骨盤骨折の合併症

出血性ショック
　ARDS
　（急性呼吸促迫症候群）
　DIC
　（播種性血管内凝固症候群）

脂肪塞栓症候群
　多臓器不全（MOF）

第2章　外傷の看護

治療　救急処置を行ったうえで骨折の治療にすすむ。

保存療法

転位が小さく、不安定性が軽いケースでは、保存療法で回復をはかります。

手術療法

転位が大きく、安定性が失われているケースでは、手術療法が行われます。高齢者に生じた脆弱性骨折（低エネルギー外傷）でも、転位が大きかったり、強い痛みが続いたりするケースでは、手術療法が選択されることもあります。

看護　重症例では精神的サポートも重要。

● **患者の精神的混乱をやわらげる**　交通事故や墜落事故などで、救命救急処置が必要な重症例では、受傷時（搬送時）の痛みは激しく、事故のショックから精神的混乱をきたすことがあります。治療の具体的な見通しなどを伝え、不安をやわらげるようにサポートします。

● **重度の合併症を念頭におく**　出血性ショックや換気障害などを発症するかもしれないので、つねに合併症を念頭においてケアします。

● **深部静脈血栓症を予防する**　深部静脈血栓症を防ぐため、可能なかぎり下肢の自動運動をすすめます。

● **褥瘡や腓骨神経麻痺に注意する**　臥床期間が長期化するケースでは、腓骨神経麻痺や褥瘡の予防を徹底します。

換気障害

肺の容量減少による閉塞性換気障害、気道の狭窄による拘束性換気障害、その両方による混合性換気障害があります。

褥瘡予防のPoint

□ 定期的な体位変換
□ 体圧分散寝具の使用
□ 栄養（低栄養の改善）
□ スキンケア
□ 予防フィルムなどの使用

リハビリ　大腿四頭筋の等尺性収縮運動から。

術後は理学療法によって関節の拘縮や筋力の低下をできるだけおさえ、転位が小さなケースでは2〜3週間で下肢の運動を始めます。6〜8週間で徐々に離床していきますが、骨癒合には3か月ほどかかります。

大腿骨近位部骨折

股関節部の骨折で、大腿骨近位部の骨頭から頸部・転子部付近に起こります。骨粗しょう症→P156のある高齢者に好発し、その場合はADL（日常生活動作）の低下から「閉じこもり」「寝たきり」（要介護）の大きな誘因となります。

原因　高齢者では転倒による発生が多い。

若年層ではおもに高エネルギー外傷（交通事故や転落など）によるものですが、高齢者では低エネルギー外傷（おもに転倒）による脆弱性骨折も多くみられます。

大腿骨近位部と骨折の種類

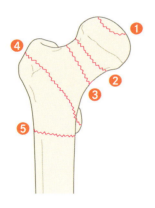

❶ 骨頭骨折
❷ 骨頭下骨折
❸ 頸部骨折
❹ 転子部骨折
❺ 転子下骨折

関節内に生じる内側骨折（おもに❷と❸）と、関節外に生じる外側骨折（おもに❹）が大半を占めます。

おむつ交換骨折

寝たきりの高齢者で骨萎縮が進行していると、体位を変換したときや更衣の際に大腿骨近位部が骨折することがあります。介護の現場などでは「おむつ交換骨折」ともいわれています。

症状　運動痛と運動制限がみられる。

痛みが強く、股関節の可動域が制限され、ほとんどのケースで立てなくなったり、歩けなくなったりします。
頸部骨折や転子部骨折で転位（位置のずれ）があると、患肢が短くみえ、強い痛みで動きが強く制限されます。

大腿骨近位部骨折による変形

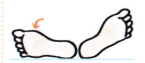

骨に付着する筋の作用により、患肢は外側に向いていて、短縮してみえます。

大腿骨頸部骨折の重症度分類（ガーデン分類）

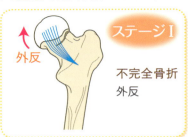

ステージⅠ
不完全骨折
外反

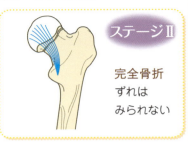

ステージⅡ
完全骨折
ずれは
みられない

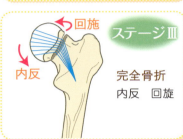

ステージⅢ
完全骨折
内反　回旋

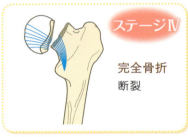

ステージⅣ
完全骨折
断裂

アセスメントのPoint

- ☐ 基礎疾患の増悪。
- ☐ 呼吸器合併症。
- ☐ 遷延治癒や偽関節。
- ☐ 感染症。
- ☐ 関節の拘縮、筋力の低下。

検査　X線、MRI像から骨折のようすを確認。

単純X線撮影により、多くのケースで骨折の有無や状態は確かめられますが、とくに高齢者の脆弱性骨折で転位がない場合にはX線ではとらえきれないため、MRI検査が必要です。
手術や外傷などで金属が体内に入っている人、入れずみや金属を含む化粧品を使っている人などでは、MRI検査を行えないことがあります。

治療　早期手術・早期離床が重要。

手術療法

頸部骨折で転位がみられるケースでは、受傷後なるべく早く骨接合術や人工骨頭置換術を行う必要があります。
内側骨折で転位があると骨は癒合しにくく、骨癒合しても大腿

骨頭壊死から骨頭圧潰を招く危険性が大きいので、高齢者ではおもに人工骨頭置換術が検討されます。転子部骨折では、骨接合術によって多くのケースで十分な骨癒合が得られます。

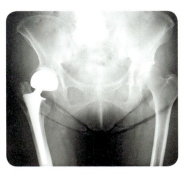

人工骨頭置換術

提供：柳本繁（東京都済生会中央病院整形外科）

看護　高齢者では、閉じこもりや寝たきりを防ぐ。

> 看護の最終目標は、骨折の治癒と日常生活・社会生活への早期復帰です。

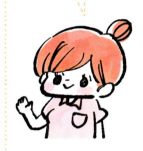

手術療法時

- **早期離床を念頭においてサポートを**　術後は早期離床をこころがけ、ADLの低下をできるかぎりおさえ、「閉じこもり」「寝たきり」を予防します。
- **深部静脈血栓症を予防**　足関節の自動運動を積極的に行わせ、水分補給をこころがけてもらいます。
- **褥瘡予防**　頻回の体位変換、体圧分散寝具の使用、スキンケアなどで、褥瘡の発生を防ぎます。
- **生活リズムの調整**　日中はできるだけ離床をうながして活動性を高め、術後せん妄を防ぎます。
- **神経症状を見逃さない**　痛みはがまんせず、すぐ申し出るように伝えます。また、しびれや麻痺などが起こっていないかを見逃さないように注意します。
- **転倒予防の指導**　脱げやすいスリッパやサンダルなどは避けるよう指導します。

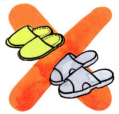

- **退院後の転倒予防**　必要に応じて生活環境の評価を行います（手すりの設置、段差の除去、洋式トイレへの変更など）。

人工骨頭置換術後のケア

- **脱臼予防** 股関節脱臼の危険性を説明し、患肢を内転・内旋、過屈曲しないように、術前から指導します。退院後も関節可動域の制限を守るよう指導します。

禁忌の肢位

過屈曲（90°以上）	内旋	内転
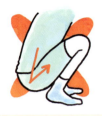	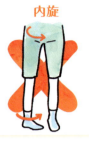	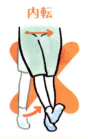

- **手術創の感染予防** 絆創膏（ばんそうこう）をはがさない、創に直接触れないなど、清潔を指導します（人工骨頭に感染が生じると治りにくい）。創部に熱感や腫脹（しゅちょう）、痛み、しびれ、発熱などがあればすぐに申し出るように伝えます。
- **人工骨頭の摩耗予防** 重い物はなるべく持たないようにこころがけてもらい（股関節にできるだけ負担をかけない）、体重を増加させない（標準体重に近づける）ように指導します。
- **社会資源の活用** 公的支援や患者会などの情報を提供し、QOL（生活の質）向上をサポートします。

リハビリ 早期の離床とリハビリが重要。

早期離床のためには理学療法などで関節の拘縮、筋力の低下をおさえ、早期から運動療法を始め、段階的に運動負荷を上げていきます。
ADL回復のため、座位、起立訓練、歩行訓練とすすめていきます。
リハビリ中も転倒には十分注意して指導します。

> **point!** リハビリ継続の重要性を十分に説明し、意欲的に取り組めるよう支援しましょう。

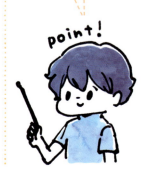

大腿骨骨幹部骨折

大腿骨の中央部の骨折で、骨折部位によって転子下部骨折、骨幹部骨折、顆上部骨折に分けられます。

原因　主として高エネルギー外傷で発生。

交通事故や高所からの転落など、大腿骨に大きな外力が加わって生じる高エネルギー外傷による骨幹部骨折は、若年層に多くみられます。小児（6歳くらいまで）に大腿骨骨幹部骨折がみられたときは、虐待の可能性も考慮する必要があります。

症状　高エネルギー外傷では歩行困難も。

高エネルギー外傷によるケースでは大腿部に強い痛みが現れ、歩くことができなくなります。
骨折部に大きな転位があると、変形や短縮がみられます。四肢の骨折や、頭部や胸部、腹部の外傷を伴う重症例もめずらしくありません。したがって骨折部のみに目を奪われず、かならず全身をチェックする必要があります。

大腿骨骨幹部骨折のAO分類

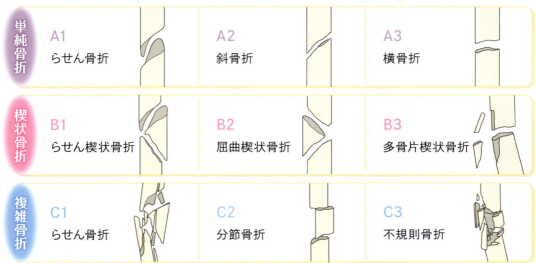

検査　2方向のX線像から骨折を診断。

単純X線像（2方向）で骨折の有無を確かめます。
高エネルギー外傷の場合、CT検査で合併損傷を確認することもあります。
X線検査、CT検査ともに被ばくを考慮して、女性には妊娠中または妊娠の可能性があるか確認します。

治療　手術療法が治療の基本。

保存療法で骨癒合を得ようとすると、長期間の安静臥床が必要で、下肢の筋萎縮や股関節・膝関節の可動域が制限されたり、褥瘡や心肺機能低下、深部静脈血栓症などの合併症を招く危険がひじょうに高くなります。
大腿骨骨幹部骨折では、手術療法（髄内釘による骨接合術）が第一選択となります。開放骨折の場合はまず1～2週間ほど創外固定を行い、感染徴候がないことを確認してから髄内釘で固定します。
小児（10歳くらいまで）は骨の癒合が速く、自家矯正力がはたらくため変形治癒の可能性が低いので、保存療法（牽引療法やギプス固定など）で回復をはかります。
術後は数日で松葉づえ歩行、車いすでの移動ができるようになります。

牽引療法（直達牽引）

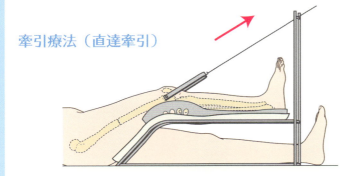

直達牽引では、骨に鋼線を通して牽引します。

髄内釘による骨接合術（内固定）

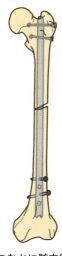

骨髄のなかに髄内釘を入れて両端をネジで固定します。

看護　術後の合併症に注意する。

手術療法時

● **疼痛緩和**　術後は疼痛や腫脹、熱感などが生じるので、アイシングや挙上、弾性包帯の使用などで緩和をはかります。

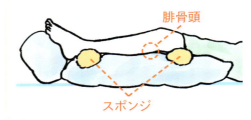

下肢の挙上

中間位をたもつためにスポンジなどをはさみます。腓骨神経麻痺→P58を予防するため腓骨頭を圧迫しないように注意します。

● **合併症の徴候を見逃さない**
感染……開放骨折では高リスクです。
偽関節、変形癒合……骨癒合の遅れで生じます。
深部静脈血栓症……弾性ストッキングやフットポンプの使用などで予防します。
脂肪塞栓症……高エネルギー外傷で骨折が不安定な場合には、骨髄内の脂肪組織が肺の毛細血管に詰まって呼吸困難などの重大な合併症を招くことがあります。その予防のためにも、早期に手術をして骨折を安定化させる必要があります。

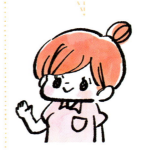

術後は早期よりリハビリを始めますので、リハビリの重要性を十分に説明します。

リハビリ　膝関節や股関節の可動域を保つ。

早期より大腿四頭筋の等尺性収縮運動（アイソメトリック）を開始します。
膝関節や股関節の関節可動域（ROM）訓練、筋力強化訓練などを開始し、運動強度を徐々に高めていきます。

大腿四頭筋の等尺性収縮運動

クッションをつぶすように大腿四頭筋に力を入れます。

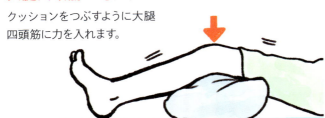

第2章 外傷の看護

下腿骨骨幹部骨折
──脛骨・腓骨の骨折──

下腿（膝関節から足関節のあいだ）を支える脛骨や腓骨の中央部に生じる骨折は、下腿骨骨幹部骨折と総称されます。下腿骨骨幹部骨折は骨癒合が遅く（とくに脛骨下部は血流に乏しい）、治療のむずかしい骨折です。脛骨は開放骨折になるケースが多く、その場合は感染の危険性が高まります。

原因　高エネルギー外傷での発生が多い。

交通事故、スポーツ活動、労災事故などで強い直達外力が下腿に加わって生じることが多いのですが（高エネルギー外傷）、高齢者の場合、脛骨近位部（膝の近く）には小さな外力で生じる脆弱性骨折もみられます。

また、バレエ、陸上競技、バレーボールなどを行う人では疲労骨折もみられます（疾走型・跳躍型）。

脛骨と腓骨

---脛骨
腓骨---

脛骨は前面に筋肉がないため直達外力を受けやすく、開放骨折になりやすいのです。

発生機転

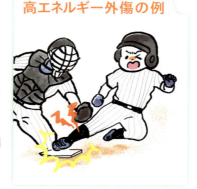

高エネルギー外傷の例

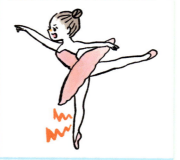

疲労骨折の例（跳躍型）

症状　強い痛みと起立困難がみられる。

急性期（受傷直後）は強い痛みが生じ、立ち上がれなくなります。
開放骨折の場合、ガスティロ（Gustilo）分類で重症度を評価します（タイプⅠ～Ⅲ）。

ガスティロ分類（開放骨折の分類）

Ⅰ　開放創が 1cm 未満で汚染されていない。

Ⅱ　開放創が 1cm 以上で、汚染もみられる。

Ⅲ　開放創の大きさにかかわらず著しく汚染されている。

　　A　軟部組織で骨折部を被覆できる。

　　B　軟部組織も損傷していて骨折部を被覆できない。

　　C　再建を要する動脈損傷がある。

治療　手術療法が行われるケースが多い。

転位の程度、年齢や全身状態、開放骨折か閉鎖骨折かなどを考慮して治療法を選択します。
おもに髄内釘（ずいないてい）による骨接合術（内固定）が行われます。

保存療法

ギプスやシーネ（副子（ふくし））による外固定、牽引（けんいん）療法などを行って回復をはかります。下腿骨の癒合の目安は8 ～ 12週間ほどです。

手術療法

転位が大きいケースでは手術が第一選択となります。開放骨折の場合、状態によっては創外固定を行います。
コンパートメント症候群を招いたときは、筋膜切開で上昇した内圧を下げることもあります。

創外固定

下腿の断面

緑の枠内が各コンパートメントです。

前方コンパートメント
腓骨
脛骨
外側コンパートメント
深後方コンパートメント
浅後方コンパートメント

合併症

下腿骨骨幹部骨折は神経や血管の損傷を伴いやすい骨折で、足にしびれが現れているときは注意が必要です。またコンパートメント症候群を招くこともあります。

コンパートメント症候群

前腕や下腿などで筋肉は、筋膜、骨間膜、骨などで区分された区画（コンパートメント）に入っています。外傷によって筋区画内に腫れが生じ、内部の圧力（内圧）が上昇すると神経や血管を圧迫し、血行は滞って（閉塞）、阻血状態におちいり、神経麻痺や壊死（えし）を招くことになります。

下腿骨骨幹部骨折 ― 脛骨・腓骨の骨折 ―

看護　荷重制限をしっかり守ってもらう。

手術療法時

- **術後の疼痛コントロール**　アイシングや良肢位の保持などで、痛みを軽減させます。痛みはがまんせず、強まったらすぐ申し出るように伝えます。

- **合併症に十分な注意を**　創部の感染には十分な注意をはらいます。また深部静脈血栓症などの合併症を招かないよう、予防のための自動運動をうながします。

- **荷重制限の指示を説明**　松葉づえ歩行の際の注意点を十分に説明します。

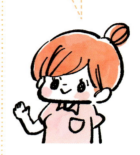

腓骨神経麻痺を防ぐためにも、良肢位の保持につとめます。

松葉づえ歩行

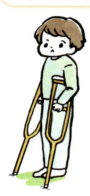

松葉づえの先端をつま先から前へ15cm、外側へ15cmはなし、肘を約30°曲げて握ったときに腋窩に接しない長さになるように合わせます。

3点歩行
松葉づえと患側の足→健側の足を繰り返します。

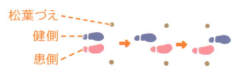

松葉づえ
健側
患側

- **転倒のリスクを回避する**　手術翌日より車いす移動を始めますが、移乗の際には転倒に注意しながらサポートします。履き物は、脱げにくく滑りにくいものを選ぶように指導します。

- **早期離床を目指す**　術後はむくみ防止のため、足関節の運動を指導します。膝関節や足関節の可動域が制限されないように、膝や足関節のストレッチングも行います。

リハビリ　理学療法から歩行訓練へ。

理学療法から関節可動域（ROM）訓練、筋力強化訓練、バランス訓練、動作訓練（ADL訓練）、松葉づえ歩行などを行って機能回復をはかります。

足関節果部骨折

足関節は脛骨と腓骨、距骨で成り立ち、「くるぶし」といわれる骨の出っ張りがあります。内果・後果は脛骨遠位部（下端）に、外果は腓骨遠位部（下端）にあたり、それぞれ単独で、あるいは両方で骨折することがあります。足関節果部骨折は、足の骨折では高頻度にみられます。

原因　足首をひねって生じるケースが多い。

交通事故や転落事故、スポーツ活動（とくにジャンプなど）、歩行中や走行中の転倒などで足くびを強くひねったとき、足関節は過度の外転・内転（回外位・回内位）を強いられ、靭帯に大きな力が加わって裂離骨折→P39を引き起こします。
直達外力で生じることもあります。

足関節と果部

足関節の骨折は関節内骨折となり、靭帯の損傷（断裂や伸展）を伴うこともあります。

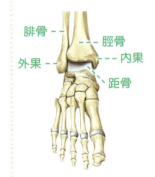

腓骨／脛骨／外果／内果／距骨

発生機転（右足）

内転骨折（内返し骨折）

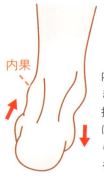

内果

内果は距骨に突き上げられて骨折します。外果は靭帯に引っ張られて裂離骨折をきたします。

外転骨折（外返し骨折）

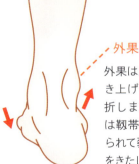

外果

外果は距骨に突き上げられて骨折します。内果は靭帯に引っ張られて裂離骨折をきたします。

症状　足くびの変形と歩行困難。

強い痛みと腫れ、足くびの変形などが生じ、多くのケースで歩行困難がみられます。高度の靭帯損傷を伴うと関節は不安定になり、変形性関節症を招く危険性が高まります。

検査 受傷状況の聴取も大切。

受傷状況を把握し、視診（足くびの腫脹や変形など）や触診（疼痛部位や圧痛など）、単純X線撮影、必要に応じてCT検査を行って診断します。

足関節果部骨折のAO分類（右脚前面）

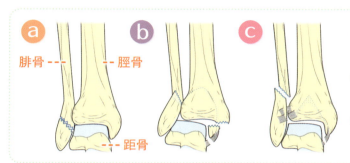

- a 足部が内転もしくは回外し、外果が裂離骨折します。
- b 足部が回外・外旋し、腓骨が骨折します。
- c 足部が回内・外旋し、脛腓靱帯は断裂、腓骨は骨折します。

足の受傷肢位（回外・回内）や外力の作用（距骨の動き：下腿から外旋・内転・外転）によってさまざまなかたちをとります。その組み合わせからラウゲ・ハンセン分類（受傷肢位―距骨の動き）やAO分類（腓骨骨折の位置）で分類します。

治療 手術療法が行われるケースが多い。

多くのケースで転位がみられるので、その場合は手術療法が第一選択となります。

保存療法

整復・固定を行いますが、保存療法だけで関節面の転位は正確に整復できません。変形性関節症を招く危険性が高まります。

手術療法

観血的整復内固定術　内果骨折ではおもに果部スクリュー固定、外果骨折ではプレート固定または鋼線固定を行います。関節面の転位はできるかぎり正確に整復し（1mm以内：変形性関節症を招かないため）、早期に足関節の運動療法を開始します。

靭帯断裂や裂離骨折では、断裂した靭帯、骨の裂離部の修復も行われます。
開放骨折では緊急手術が必要となります。

看護　合併症を予防して早期リハビリを。

手術療法時

- **術後の早期リハビリをサポート**　手術翌日から理学療法、そして関節可動域（ROM）訓練や筋力維持・強化訓練、車いす移動を始めていきます。
- **自分でも足関節を積極的に動かすように指導します。**
- **深部静脈血栓症の予防**　弾性ストッキングやフットポンプの使用、介助運動などで予防し、早期離床を目指します。
- **全荷重までの期間を説明**　全荷重（患肢に体重をかけられるようになる）までには、早くても1か月以上はかかることを十分に説明します。
- **退院後の松葉づえ生活の指導**　患肢の荷重制限を守り、3週目くらいから免荷装具（PTB）を装着して松葉づえでの歩行訓練→P76を始めます。免荷装具の適切な使用法や、退院後の松葉づえ歩行（生活）についての注意点なども説明します。

術後に予想される合併症

術創の痛み
強い痛みは1週間ほどで治まります。

術創のしびれ
自然に治まってくることを説明します。

感染症
清潔を徹底します。

深部静脈血栓症
かかとや足指の運動、弾性ストッキングの使用、フットポンプの利用、予防的抗凝固療法などで予防します。

リハビリ　全荷重許可までは松葉づえ歩行を。

理学療法、関節可動域（ROM）訓練、筋力維持・強化訓練、免荷歩行訓練などによって、機能の維持・回復をはかります。
術後4週間たったら患肢への荷重を始め、徐々に荷重量を増やしていきます。
術後7～8週間で全荷重となり、松葉づえの使用を終えます。

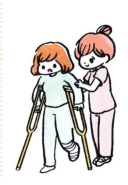

第2章　外傷の看護

脱臼
（だっきゅう）

外傷性脱臼は、関節に加わった外力の作用方向へ骨頭（関節端）がずれて正常な対向性が失われた状態です。骨折を合併した脱臼骨折もみられます。特殊なケースとして、関節包の損傷を伴わない（破らない）脱臼もあります（顎関節脱臼、肘内障）。

原因　生理的可動域をこえた関節運動強制。

脱臼は、その発症要因から外傷性脱臼と病的脱臼に大別されます。
外傷性脱臼は、とくにコンタクトスポーツなどで受けた外力によって生じるもので、若年層に多く、肩関節、肘関節、手指などに好発します。
病的脱臼は、外傷ではなく、ほかの病因（関節リウマチや骨頭壊死、筋麻痺など）によって引き起こされる脱臼です。
発育性股関節形成不全のような先天性脱臼もあります。

おもな原因

外傷性肩鎖関節脱臼

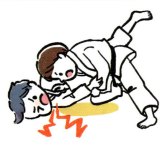

発育性股関節形成不全

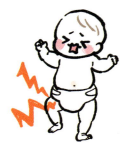

症状　弾発性固定は脱臼特有の症状。

外傷性脱臼の特徴的な症状として、弾発性固定（バネ様固定）があげられます。
炎症による強い痛みと腫れ（関節血腫）、関節の運動制限が生じ、脱臼肢の長さの変化などもみられます。

弾発性固定

脱臼した関節を動かそうとすると抵抗感や痛みを覚え、動かすのをやめるとバネのように脱臼した位置に戻ります。

肩関節完全脱臼

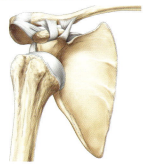

不完全脱臼（亜脱臼）

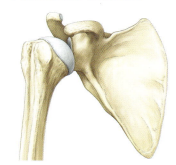

関節面相互の関係が完全に損なわれた完全脱臼と、関節面の一部がまだ相互に関係を保っている、あるいは自然にすぐ修復される不完全脱臼（亜脱臼）とに分類されます。

肘関節脱臼のX線像

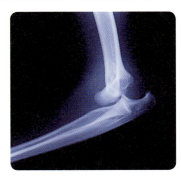

提供：RM/PPS

治療　すみやかな整復が重要。

すみやかな徒手整復が必要です。整復・固定・リハビリテーションの3段階が治療の基本で、「徒手整復が困難」「神経麻痺や血流不全がある」「損傷した靱帯や筋肉の修復を要する」といったケースでは全身麻酔下での整復や手術療法が行われます。整復の後、関節包が修復されるまで外固定を行い（1～3週間ほど）、リハビリへ進みます。

肩関節脱臼の整復法の例（スティムソン法）

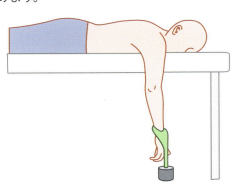

スティムソン法

肩関節脱臼では、おもりをつけた患肢を数十分ほど診察台から下ろし、牽引・整復します。

肩関節脱臼

外傷性脱臼で高頻度（全脱臼のおよそ半数）にみられ、若年層（とくに20歳以下）では、反復性脱臼に移行するケースが多くみられます。

原因　おもにスポーツや転倒・転落などによって起こる。

強い外力が加わって生じる外傷性脱臼が多いのですが、素因として肩関節の弛緩性をもっている場合（動揺肩）には、外傷で大きな外力が加わらなくても肩関節に脱臼・亜脱臼を起こすことがあります（非外傷性脱臼）。

外傷性肩関節脱臼の発生機序

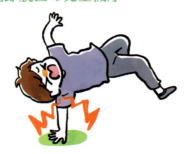

後方への転倒などで起こります。

動揺肩 (loose shoulder)
多方向に関節がゆるい状態で、女性に多く、受傷していなくても「脱臼するのではないか」という不安感をつねに抱きます。

症状　患肢の弾発性固定が特徴的。

肩に強い痛みが生じ、上腕（患肢）は弾発性固定（バネ様固定）となります。
外見上、脱臼した肩の外側の丸みが失われ、左右の肩の高さが違ってみえます。

X線像

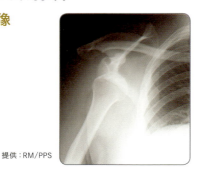

提供：RM/PPS

臨床所見、X線撮影、必要に応じてCT検査、MRI検査、関節鏡検査などで骨損傷や軟部組織損傷を評価します。関節の動揺性を知るためには不安感テストを行います。

不安感テスト
反復性肩関節脱臼になっていると、肩関節の外転・外旋動作に対して強い不安を覚えるようになります。

肩関節脱臼の分類

外力によってずれた関節端の位置から、前方脱臼、後方脱臼、下方脱臼に分類されます。

前方脱臼
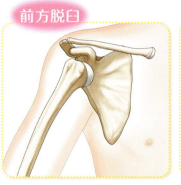

後方脱臼（背側）
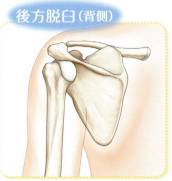

下方脱臼
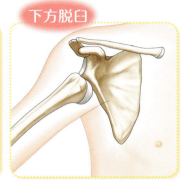

治療　整復・固定で修復をはかる。

保存療法

外傷性肩関節脱臼では、徒手整復やスティムソン法→P81によってずれた関節を戻します。初発なら3〜6週間ほどの固定を行い、損傷した軟部組織（関節包の断裂など）の修復をはかります。

三角巾（さんかくきん）と固定バンドで肩関節の固定を行いますが→P45、関節包など軟部組織の修復が不十分だと反復性脱臼へ移行する危険性が高まります。とくに若年層では、この固定方法だと高い確率（90%）で再脱臼をきたすとされています。

手術療法

「つねに脱臼への不安感がある」「再発を繰り返す反復性脱臼になっている」「とくに肩関節にストレスのかかるスポーツを続ける」「日常生活や社会生活に支障をきたしている」といったケースでは、手術療法が検討されます。入院期間は3〜5日ほどです。反復性肩関節脱臼の場合、関節鏡視下バンカート損傷修復術で根治をはかります。

術後の復帰目標

術後1か月	術後3か月	術後6か月
デスクワーク。	負荷の軽い作業やスポーツ。	負荷の重い作業やスポーツ。

ショルダー・ブレース

肩関節を外旋位で固定する装具で、損傷の修復に有効とされています。

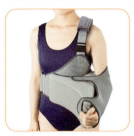

提供：アルケア（株）

バンカート損傷

大きな外力によって、関節窩（か）から関節唇靭帯（じんたい）複合体が剥離した状態です。

看護　脱臼への不安感をとりのぞく。

保存療法時

- **固定の必要性を理解してもらう**　反復性肩関節脱臼に移行しないよう、一定期間の固定が重要なことを十分に説明します。
- **固定バンド装着時の注意**　三角巾と固定バンドで外転・外旋を制限しますが、前腕は体幹に密着させず、握りこぶしひとつほど入る余裕をつくるようにします。
- **尺骨神経麻痺の有無を確認**　外旋位での装具固定では、尺骨神経麻痺の有無を確認します。
- **運動療法への取り組みをサポート**　固定がとれたら積極的に運動療法に取り組めるようにサポートします。

手術療法時

- **術後のチェックポイント**　手術療法では、術後の疼痛、術創部の発赤や腫脹、熱感、手指の腫れやしびれ、運動麻痺・感覚障害などを観察します。
- **疼痛コントロール**　術後は痛みが生じにくい肢位を調整し、痛みの緩和をはかって十分な睡眠を確保します。リハビリ開始後は、損傷部のクーリングも行います。

日常生活での禁忌動作や姿勢

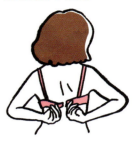

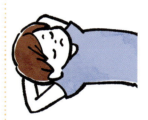

再脱臼を招くような動作や姿勢（外転・外旋位）はとらないように指導します。術後3か月ほどは「患肢（手）を肩甲骨の線より後ろにまわさない」ように伝えます。
「後ろで手をついて起き上がらない」「後ろで物をとらない」「後ろ手でブラジャーのホックはかけない」など。

リハビリ　固定解除後は積極的に運動療法を。

保存療法では、固定を解除したら肩関節の可動域（ROM）訓練、肩甲骨周囲の筋力強化訓練などを始めます。
手術療法では、術後3週間ほど損傷部の安静を保ちますが（装具固定）、2週目から振り子運動→P46、3週目から他動運動、4週目には装具の固定を三角巾へ変更し、6週目から自力でのROM訓練、筋力強化訓練を始めます（全方向に可動許可）。

捻挫
ねんざ

関節の正常な可動範囲をこえる動きが強制されたときに起こる外傷で、X線像で骨折や脱臼が認められないケースを捻挫と診断します。関節の過度の運動（急激あるいは強制的な関節の動き）によって起こる軟部組織の損傷ですが、関節面の対向性は保たれています。

原因　強制的な関節の過度の運動による。

外力（生理的な可動域をこえた運動強制）によって一時的な亜脱臼を生じますが、すぐもとに戻ります。そのとき関節を支持する関節包や靱帯などの軟部組織が損傷します。

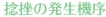
捻挫の発生機序

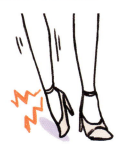

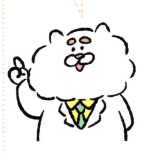
足関節と指の捻挫がもっともよくみられます。

症状　動揺関節を招くこともある。

痛みと腫れ（関節包が損傷して出血した関節血腫）、皮下出血などが現れますが、あまり痛みが目立たないケースもみられます。受傷時に強制された方向へ動かすと痛みが強まり、運動が制限されます。
靱帯損傷が重度だと、歩けなくなる場合もあります。

損傷の重症度分類

- **Ⅰ度** 顕微鏡レベルの靱帯線維の損傷で、不安定性は生じません。
- **Ⅱ度** 靱帯の部分的な断裂があり、軽度の不安定性が生じます。
- **Ⅲ度** 靱帯の連続性が失われた完全断裂です。

動揺関節

軟部組織の完全断裂を放置しておく、あるいは治療が不十分だと、靱帯などの支持性が低下して、関節が不安定になることもあります。

二次的損傷

痛みがやわらいですぐに無理な運動を始めると、二次的な損傷を引き起こしかねません。損傷が積み重なると、損傷した靱帯に負担のかからない運動から始めて、変形性関節症を予防します。

治療 初期治療はRICE（ライス）処置が重要。

保存療法

受傷部位の安静や冷湿布などで損傷の回復をはかります。損傷の程度によっては固定が行われます。ただし、長期の固定は関節可動域（ROM）を著しく低下させるので禁忌です。
そして早期から運動療法を開始します。

足関節捻挫のテーピングの例

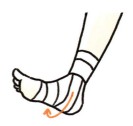

内反捻挫では内側から外側へテープをはって、外側へ向かう張力をたもち、内側への動きを制動します。

手術療法

Ⅲ度（重度）の捻挫では手術療法（断裂靭帯の縫合、腱（けん）の再建など）を要することもあります。
膝など大きな関節で関節内滲出液（しんしゅつえき）の貯留量が多い場合、関節穿刺（せんし）によって排液を行うケースもあります。

RICE（ライス）処置

創傷がない場合の外傷（骨折、脱臼（だっきゅう）、捻挫（ねんざ）など）に対して、応急処置として行われる基本的な処置です。
それぞれの頭文字をとってRICE処置とよばれます。

Rest（安静）
患部を安静に保って、さらなる障害を防ぎます。

Icing（冷却）
患部を冷やして炎症・出血・腫れ・痛みを緩和します。

Compression（圧迫）
弾性包帯やテーピングで圧迫し、腫れや内出血を防ぎます。

Elevation（挙上）
患部を心臓より高くして、血流量をおさえ、出血、炎症や腫れを防ぎます。

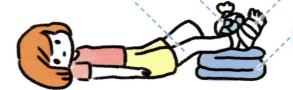

足関節捻挫

足関節の靱帯（前距腓靱帯、踵腓靱帯、後距腓靱帯）の損傷で、もっとも頻度が高いのは外側靱帯捻挫（前距腓靱帯損傷）です。ほとんどが足くびを内側にひねって生じる内反捻挫です。

原因　スポーツ外傷でしばしばみられる。

スポーツ（おもにサッカーやバレーボール、バスケットボール、バドミントンなど）での受傷が多いのですが、日常生活のなかで、たとえば段差を踏み外したときや段差でつまずいたときに、足を内側に強くひねって生じるケースもみられます。

内反捻挫と外反捻挫

足関節の内返しで内反捻挫が、外返しで外反捻挫が起こります。

足関節と靱帯

内反捻挫では、前距腓靱帯、踵腓靱帯の損傷が、外反捻挫では三角靱帯の損傷がもっとも多くみられます。

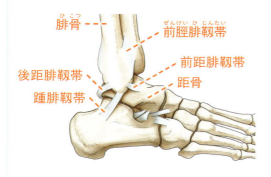

外側
腓骨
前脛腓靱帯
後距腓靱帯
前距腓靱帯
踵腓靱帯
距骨

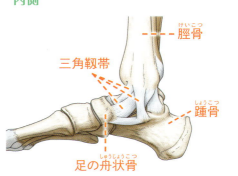

内側
脛骨
三角靱帯
踵骨
足の舟状骨

症状　歩行困難を招くことも。

足や関節（外果）の痛み（運動痛や圧痛）、内出血による腫脹などが現れます。靱帯の完全断裂では、関節が不安定になり歩行困難を招きます。
損傷の度合いによって3段階に分類されます→P85。

検査 徒手不安定性テストで靱帯の「ゆるみ」を評価。

受傷時の状況、身体所見（圧痛や腫脹など）、徒手不安定性テストなどで診断をすすめます。
X線撮影では骨折の有無を確かめ、靱帯損傷が重度の場合は超音波エコーやストレスX線撮影（足くびをひねる、引っ張るなどのストレスをかけて撮影する）で関節の安定性を調べます。
必要に応じてMRI検査が行われることもあります。

前方引き出しテスト
前距腓靱帯のゆるみを評価する方法です。

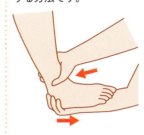

治療 受傷直後はRICE（ライス）処置で損傷の進行をおさえる。

Ⅰ度やⅡ度の場合は、保存療法で回復をはかります。
Ⅲ度では一定期間の固定を行いますが、関節不安定性が強い場合は手術療法が検討されます。

看護 再発を防ぐための指導を行う。

- **保存療法とリハビリの重要性を伝える** 適切な保存療法とリハビリを行えば、手術することなく回復していくこと、ただし不十分だと、靱帯のゆるみや関節支持筋の筋力低下などを招くことをしっかり伝えます。
- **スポーツ活動の制限を守るように指導** 捻挫を起こさない強度にスポーツ活動を保つように指導します。無理をすると反復して、損傷が重症化することを説明します。
- **再発予防** テーピングの有効性、足関節ブレースの効果などについて、理解をうながします。

足関節ブレース

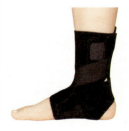

提供：KAWAMURAグループ

> スポーツ復帰を目標にする場合、専門的なアスレチック・リハビリテーションを行います。

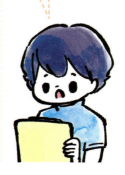

リハビリ 早期から運動療法を始める。

足の動きを回復させ、足関節周囲の筋力を強化し、関節の安定性の向上をはかります。そのため、関節可動域（ROM）訓練、筋力強化訓練、アイソメトリックトレーニング（底屈、背屈、内反、外反の等尺性運動）などを行います。

膝靱帯損傷
ひざじんたいそんしょう

膝関節の靱帯に強い外力が作用して、一部または完全に靱帯が切れた状態です。捻挫も靱帯の損傷ですが、とくに「関節の安定性に大きくかかわる靱帯」が損傷された場合を医学的に靱帯損傷とよびます。

原因　おもにスポーツ外傷としてみられる。

スポーツ外傷（スキー、サッカー、ラグビー、バスケットボールなど）、労働災害、交通事故などで膝に大きな外力が加わり、関節の可動範囲をこえた運動を強制されて起こります。
外反を強制されると内側側副靱帯、内反を強制されると外側側副靱帯、脛骨上端の前方への作用で前十字靱帯、後方への作用で後十字靱帯の損傷を生じます。

膝の靱帯（右膝）

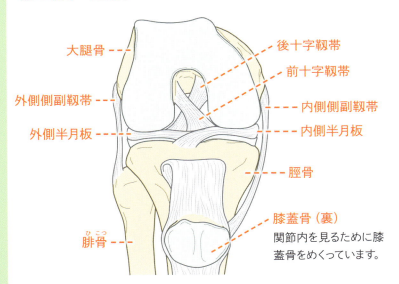

- 大腿骨
- 外側側副靱帯
- 外側半月板
- 腓骨
- 後十字靱帯
- 前十字靱帯
- 内側側副靱帯
- 内側半月板
- 脛骨
- 膝蓋骨（裏）

関節内を見るために膝蓋骨をめくっています。

部位によって、前十字靱帯損傷、後十字靱帯損傷、内側側副靱帯損傷（もっとも頻度が高い）、外側側副靱帯損傷（単独損傷はまれ）に分類されます。重症度は、一部損傷、部分断裂、完全断裂と重くなっていきます。

変形性膝関節症

膝靱帯損傷が十分に回復しないままスポーツ活動を始めると、膝くずれを生じ、半月板損傷や関節軟骨損傷といった二次的損傷を招き、変形性膝関節症→P145の危険性が高まります。

膝くずれ（Giving Way）

歩行時などで、膝が「ガクッ」となる状態です。

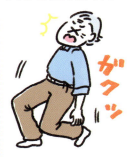

膝十字靱帯損傷

スポーツ外傷として頻度の高い病態で、前十字靱帯損傷が多くみられます。膝関節内には、前十字靱帯（ACL）と後十字靱帯（PCL）があり、前十字靱帯は脛骨の前方へのずれ（亜脱臼）を防いでいます。

原因　非接触型の損傷が多くみられる。

前十字靱帯損傷の多くは、おもにジャンプの着地、急なターンやストップなどで膝に大きなストレス（過度の回旋力）がかかって生じる、非接触型の損傷です。
後十字靱帯損傷は、たとえばコンタクトスポーツや交通事故で膝の前面に大きな外力が加わって生じる、接触型の損傷がよくみられます。

前十字靱帯損傷（非接触型）の発生機序

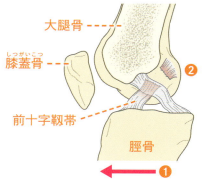

❶ 膝にひねり（外反）が加わると脛骨が前方へずれます（引き出されます）。
❷ 前十字靱帯が伸ばされ（過伸展）、断裂することもあります。

症状　腫れが強まって歩けなくなることも。

関節内血腫が生じ、数時間で強まっていきます。また、疼痛や歩行困難、膝くずれ→P89、膝の不安定感（歩行時）などがみられます。
断裂時にポッピング（異音）を自覚するケースもあります。

不幸な三徴（unhappy triad）

前十字靱帯損傷と内側側副靱帯損傷、そして内側半月板損傷が重積したケースは、治療が難しく予後が不良のため「不幸な三徴」といわれています。

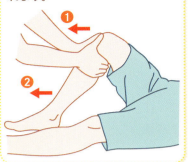

前方引き出し徴候
膝を90°曲げ、❶脛骨を前方へ引き出すと、❷脛骨が前方へずれます。

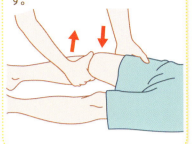

ラックマンテスト
膝を軽く曲げ、大腿部を外側から保持しながら脛骨を前方に引き出すと、脛骨が前方にずれます。

MRI検査
前十字靭帯の損傷の有無と、半月板損傷や内側側副靭帯損傷などの合併を確かめます。

受傷原因（外傷の有無）、膝の不安定感（自覚）、膝くずれの有無、触診（関節血腫の有無）、徒手検査、ストレスＸ線撮影、ＭＲＩ検査などで診断をすすめます。

治療　手術が行われるケースが多い（靭帯の再建）。

急性期にはＲＩＣＥ処置→P86で症状の緩和をはかります。前十字靭帯は再生力が弱く（関節内靭帯で血流に乏しい）、保存療法では膝関節の不安定性、再断裂への不安感が残ります。とくにスポーツ活動を継続するケースでは手術療法が選択されます。

保存療法

受傷した関節の安静をはかり（装具固定）、関節可動域（ROM）訓練、筋力強化訓練で関節可動域や関節周囲の筋力の低下をおさえます。膝の安全な動かし方も指導します。
スポーツへの復帰が必要ない場合には、保存療法が選択されます。

手術療法

受傷してから3〜4週間後に行われます。関節に腫脹のある急性期に行うと、術後に強い関節可動域制限をきたすことがあるためです。
靭帯再建術を行い、術後は早期からリハビリを開始しますが、スポーツ復帰には半年以上の時間がかかります。

前十字靭帯再建術
関節鏡視下に自家組織（大腿後面の半腱様筋腱など）を移植して再建します。

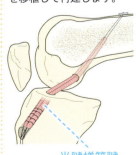

半腱様筋腱

看護　術後は装具による固定が必要。

手術療法時

- **深部静脈血栓症を予防**　術後の合併症を防ぐため、フットポンプの使用や弾性ストッキングの着用、足関節運動などを行い、早期離床を目指します。
- **装具装用の必要性を説明**　術後1～2週間は装具（ニーブレース）を装用して軽度屈曲位固定を行います。膝を過伸展すると、移植した腱が伸びてしまうことを理解してもらいます。
- **再断裂やゆるみを予防**　再建後の靱帯がもとの強度に戻るにはしばらく時間がかかります（6か月ほど）。その間、指示通りのリハビリテーションメニューはきちんと守るように指導します。
- 脱げにくくすべりにくい運動靴などをはいて、転倒を予防することも大切です。
- **リハビリ継続の必要性を説明**　膝の安定性や機能、全身の運動能力の維持・向上のため、リハビリの継続が不可欠なことを十分に説明します。

術後の禁忌動作

- 足を組む。
- 膝を過伸展させる。
- 膝を深く曲げる。
- 横すわりをする。
- 下腿の下に枕やタオルロールなどをおく（脛骨が前にずれやすい）。

リハビリ　膝の安定性の回復・向上。

術後3日目から膝装具を用いて軽い屈曲位でSLR訓練（下肢伸展挙上訓練：大腿四頭筋の筋力強化）を開始します。早期から膝関節の関節可動域訓練や股関節周囲筋の筋力強化訓練（SLR訓練）、バランス訓練などを導入し、膝の安定性を回復・向上させていきます。

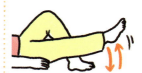

SLR訓練

膝側副靱帯損傷

内側側副靱帯（MCL）と外側側副靱帯（LCL）の損傷ですが、内側側副靱帯損傷の頻度が高く（膝靱帯損傷のなかでもっとも頻度が高い）、十字靱帯損傷や半月板損傷を伴うケースも多くみられます。

原因　コンタクトスポーツやスキーなどで発生。

内側側副靱帯損傷は、膝に大きな外反力がかかったとき、たとえば転倒時やジャンプの着地時などに膝を内側にひねって発生します。

内側側副靱帯損傷の発生機転

膝が内側に入り、足部が外側にもっていかれるような力（外反ストレス）が作用します。

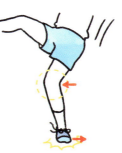

内側側副靱帯損傷

膝に加わる外反力（膝が内側に入る力）に下腿の外方足力（つま先が外を向く力）が加わると重症化しやすくなります。

外側側副靱帯損傷

外側側副靱帯の単独損傷はまれで、多くは後十字靱帯損傷に合併します。

症状　膝の不安定感が生じる。

急性期には疼痛や圧痛、腫脹（関節内血腫）、関節可動域（ROM）制限などがみられ、痛みや腫れがひいてくると膝の不安定感が強まってくる傾向があります。

損傷を放置してスポーツを継続していると、半月板損傷や関節軟骨損傷などの二次的損傷を招き、変形性膝関節症→P145の危険性が高まります。

損傷の重症度分類

- Ⅰ度　顕微鏡レベルの靱帯線維の損傷で、不安定性は生じません。
- Ⅱ度　靱帯の部分的な断裂があり、軽度の不安定性が生じます。
- Ⅲ度　靱帯の連続性が失われた完全断裂です。

検査　おもに徒手不安定性テストが行われる。

内側側副靱帯損傷には、外反ストレステストを行います。
外側側副靱帯損傷には、内反ストレステストを行います。
靱帯は単純X線撮影では描出できないため、単純X線像では骨折や亜脱臼の有無を確かめます。
靱帯を描出できるMRIは、高い診断率でひじょうに有用な検査です。前十字靱帯損傷の合併がないこともかならず確認します。

外反ストレステスト

手でストレスをかけて膝関節のゆるみ（不安定性）を評価（健側と比較）します。
内反ストレステストでは、逆方向にストレスをかけます。

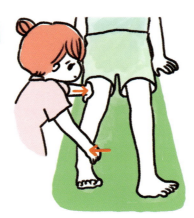

治療　多くの症例は保存的治療で回復。

保存療法が基本となります。RICE（ライス）処置→P86、疼痛（とうつう）コントロール（薬物療法、物理療法など）、Ⅱ度損傷ではギプスや装具を用いて固定を行って回復をはかります。
Ⅲ度損傷あるいは前十字靱帯損傷や半月板損傷→P96を合併しているケースでは手術療法（縫合術）が検討されます。

保存療法

損傷部の安静を保ち（外固定や荷重制限）、炎症の抑制、靱帯の修復をはかります。痛みの生じない範囲で早期から運動療法を開始し、関節可動域や筋力の低下を最小限におさえます。

手術療法

損傷靱帯の修復術（靱帯縫合術）と再建術（腱移植術）があります。

装具療法（ニーブレース）

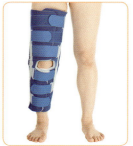

提供：アルケア（株）

膝複合靱帯損傷

高エネルギー外傷、コンタクトスポーツによる外傷などで膝の靱帯の2つ以上が損傷した病態です。手術療法（関節鏡視下靱帯再建術）が必要となります。

看護　機能訓練の重要性を理解してもらう。

保存療法時

- **正しい使用法を指導**　装具の装用や松葉づえ歩行→P76、車いすへの移乗→P168などについて、正しい方法を指導します。
- **必要に応じて生活環境の評価を行います。**
- **リハビリの必要性を伝える**　スポーツ復帰まで一定期間（Ⅲ度では3か月以上）かかること、リハビリは長期間継続する必要性があることを十分に説明します。
- **患者の自己判断に注意**　スポーツ復帰を急ぐあまり自己判断で運動量や荷重を増やしてしまうケースがあります。運動負荷などの指示を守ることの重要性（再発の危険性）について理解をうながします。

手術療法時

- **術後は十分な身体ケアを**　疼痛緩和や神経麻痺、循環障害などの合併症の予防を徹底します。

リハビリ　等尺性収縮運動から歩行訓練へ。

早期（急性期）にはアイソメトリック（等尺性収縮運動→P73）、SLR（下肢伸展挙上）訓練、屈伸筋同時収縮訓練などを行います。
受傷後3週以降は装具を装用して、徐々に関節可動域訓練、歩行訓練を始めます。

SLR訓練

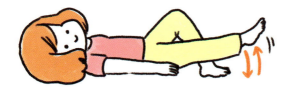

屈伸筋同時収縮訓練

約60°くらい膝を屈曲して、膝を伸ばす大腿四頭筋と、膝を曲げるハムストリング筋に同時に力を入れ（同時収縮）、関節を動かすことなく筋力をきたえます。とくに前十字靱帯再建術後のリハビリとして行われます。

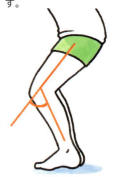

第2章 外傷の看護

半月板損傷
（はんげつばんそんしょう）

若年層の膝のスポーツ外傷としてよくみられる病態ですが、高齢者では半月板の退行性変化（加齢に伴う変性）をもとに損傷を招くケースもあります。適切な治療を行わないと症状が慢性化して、変形性膝関節症にいたる危険性が高まります。

原因　おもにスポーツ外傷として発生する。

膝の屈伸の動きはおもに大腿骨（だいたいこつ）と半月板のあいだで起こり、膝をひねる動きはおもに半月板と脛骨（けいこつ）のあいだで起こります。体重をかけながらその2つの動きを同時に行うと、半月板内に強いストレスが生じて断裂を招きます。半月板の加齢変性を基盤として、ちょっとした外力で損傷をきたす場合もあります。

半月板
大腿骨と脛骨の接点にあるC型をした板状の軟骨組織です（内側と外側に存在）。クッションとして荷重を分散させ（関節面の衝撃を吸収）、関節の安定性を保つ役割を担っています。

症状　キャッチングや膝くずれなどがみられる。

疼痛（とくに運動痛、曲げ伸ばしで痛む）、腫脹（しゅちょう）、キャッチング、膝くずれ→P89などが現れます。特徴的な症状として、膝のロッキング現象があげられます。
こうした症状が続くと、関節軟骨も損傷し、変形性膝関節症に移行する危険性が高まります。

キャッチング
屈伸したとき膝のなかに「引っかかり感」を覚えます。

ロッキング
半月板の断裂部が関節内にはまり込み、膝が突然動かなくなります（屈伸できなくなります）。

検査　半月板徴候のテストで損傷を疑う。

半月板徴候のテスト（マクマレーテストやアプレー圧迫テスト）や画像検査などを行って診断をすすめます。
単純X線撮影で半月板は描出できないので、損傷が疑われるときはMRI検査を行います。

マクマレーテスト

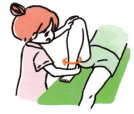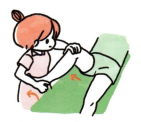

下腿部を回旋させながら、膝を伸ばすと痛みが誘発されます。

治療　症状の程度で治療法を選択。

症状が軽く、MRI像で損傷部位の血流が認められれば保存療法で回復をはかります。保存療法で改善されないケースでは、手術療法が検討されます。

保存療法

損傷部の安静、薬物療法（抗炎症薬の服用、ヒアルロン酸の関節内注射など）、運動療法（早期リハビリ）、足底板の使用などで回復をはかります。

手術療法

痛みやキャッチング、ロッキングを繰り返す場合は手術療法が適応です。おもに関節鏡視下手術（損傷部を縫合する半月板縫合術や損傷部を切除する半月板部分切除術）が行われます。

半月板損傷の断裂形状

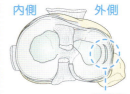
縦断裂

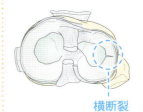
横断裂

変性断裂

看護　RICE（ライス）処置からスポーツ復帰まで。

受傷時はRICE処置 →P86を徹底します。

- **半月板縫合術後は装具で固定**　2週間は固定装具を装用し、足や膝の動きが制限されることを伝えます。しばらく体重はかけられません。

- **半月板部分切除術後は歩行訓練**　術後翌日から歩行訓練を始め、体重をかけること、膝を動かすことができます。

- **ニーブレース→P94装着の注意点**　患肢にしびれや冷感はないか、神経障害や循環障害の徴候はないか、足関節の動きはどうか、しっかり観察します。

- **術後の合併症や転倒などに注意**　術後は深部静脈血栓症（けっせん）のリスクが高まるので、その予防を徹底します。また、転倒にも十分な注意が必要です。

- **早期から運動療法を開始**　保存療法では痛みがやわらいだら、手術療法では術後早期からリハビリを行います。

- **一定期間のリハビリの重要性**　スポーツ復帰までは一定期間のリハビリが必要なことを十分に理解してもらいます。切除術後で2～3か月、縫合術後で4～6か月が目安となります。

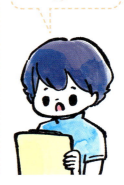

術後、早期からベッドサイドリハビリを始め、運動療法に入ったら徐々に負荷・強度を上げていきます。

アキレス腱断裂

若年層では日常的にスポーツ活動をする人によくみられる損傷ですが、中高年では久しぶりに運動を行ったときなどに生じることが多いようです。また、近年はアキレス腱の脆弱化（腱の加齢変化）を基盤として、高齢者がちょっと転んだだけで生じるケースもみられます。

原因　下腿三頭筋の急激な収縮が要因に。

スポーツ活動中の、踏み込み、ダッシュ、ジャンプといった動作時に起こることが多く、下腿三頭筋（腓腹筋とヒラメ筋）の急激な収縮（遠心性収縮）が腱断裂の大きな発症要因となります。

アキレス腱断裂の発生機序

テニスのダッシュ

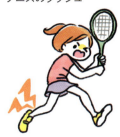

症状　断裂音を自覚することもある。

腱の部分断裂は自覚症状に乏しく、医療機関を受診するケースのほとんどは完全断裂を起こしています。
受傷時（断裂時）には下腿に強い衝撃を覚え、断裂音（ポップ音）を自覚することもあります。断裂部は陥凹し、しばらくは歩けなくなるケースも多く、歩けるようになってもつま先立ちができません。

断裂部の陥凹（gap sign）

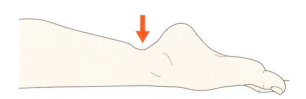

アキレス腱のレリーフが消失しています。

検査　必要に応じて画像検査を行う。

局所所見（断裂部の陥凹や圧痛、腫脹(しゅちょう)、足関節底屈、つま先立ち不可能など）、徒手筋力テスト（トンプソンテストあるいはシモンズテスト陽性）などから診断します。

必要に応じて超音波検査、MRI検査、X線撮影などの画像検査を行います。

トンプソンテスト

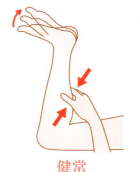
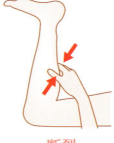

ふくらはぎを強くつかむと、正常では足くびが底屈しますが、アキレス腱断裂では底屈しません。

健常　　　断裂

治療　患者の意向をふまえて治療法を選択。

保存療法は侵襲性（からだへの負担）は小さいのですが、長期間の固定や免荷が必要で、筋力や関節可動域（ROM）の低下、再断裂のリスクが高くなります。

手術療法では固定や免荷の期間が短く、再断裂のリスクは軽減され、スポーツ活動への復帰は早まります。

患者の意向、全身状態や活動性、両療法の短所と長所をふまえて治療方針を決めていきます。

保存療法

足関節を底屈位で固定し（ギプス固定や装具療法）、損傷部の安静を保ち、回復をはかります。近年は装具も改良され、保存療法後の再断裂率は低下しています。

もとの強度でスポーツ活動をできるようになるまでには、半年以上の期間を要します。

足関節背屈制限装具

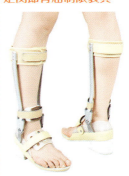

提供：KAWAMURAグループ

アキレス腱断裂

手術療法

断裂したアキレス腱に強固な縫合をほどこすアキレス腱縫合術が行われます。

皮膚切開を伴う直視下縫合と皮膚切開を最小限にする経皮縫合に分けられ、さらにさまざまな術式があるのですが、おもに直視下縫合の内山法が実施されています。

縫合術後はギプス固定を行い（入院期間は4〜5日）、ギプスを外して装具に変更したら関節可動域（ROM）訓練や筋力強化訓練を始め、運動療法の強度を徐々に高め、5か月ほどでスポーツ復帰を目指します。

アキレス腱縫合術（内山法）

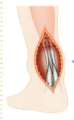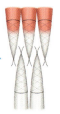

腱をいくつかの束にして縫合します。

看護　再断裂を防ぐことが重要。

保存療法時

- **装具を用いるとき**　とくに発汗によって不快感を伴うケースが多いので、装着部の清潔を保つように指導します。

- **固定期間中の荷重制限**　歩行時の荷重については医師の指示を厳守するよう伝えます。

- **再断裂を予防**　スポーツ復帰を急ぎ、自己判断で早期に活動を開始しないように注意します。
  装具を外し、自立歩行を開始した時期（術後8〜12週くらい）が、再断裂の危険性がもっとも高くなります。着地動作、階段昇降など、アキレス腱に負担のかかる動きにはとくに注意が必要です。

手術療法時

- **松葉づえ歩行のサポートを**　手術翌日から松葉づえ歩行→P76を開始するので、十分なサポートで転倒などを防ぎます。

松葉づえの階段昇降

上るときは健側から上り、降りるときは松葉づえと患側から降ります。

リハビリ　術後は松葉づえ歩行から開始。

筋萎縮や筋力低下、関節可動域制限を最小限にとどめ、回復させていくため、早期からリハビリが開始されます。

下肢の外傷

下肢の外傷は、スポーツ活動やさまざまな事故、転倒や転落などでよくみられます。下肢は「移動」の役割を担っているので、機能の低下を最小限におさえること（後遺症を残さないこと）が治療の要点となります。

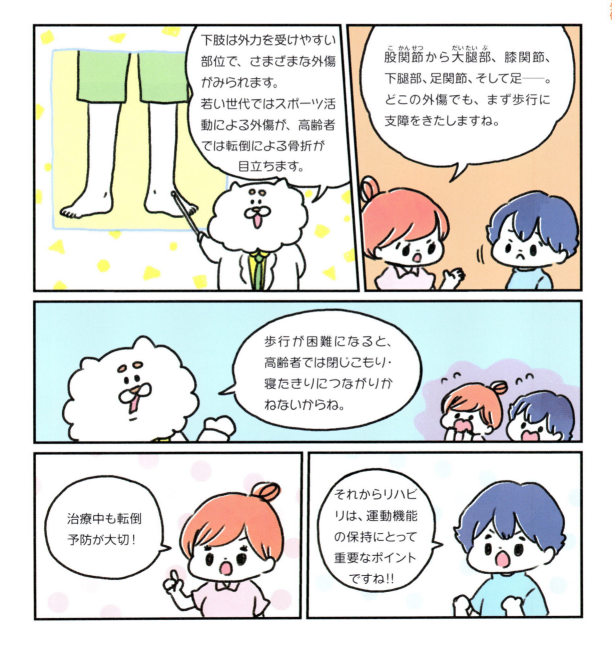

第2章 外傷の看護

使い過ぎ症候群
（オーバーユースシンドローム）

身体（運動器の特定の部位）に繰り返し負荷を加え続けることで生じるスポーツ障害で、その基盤には基礎体力の不足やオーバートレーニングなどがあり、徐々に痛みが現れ、スポーツ活動に支障が生じてきます。

原因　運動器の「使い過ぎ」によって炎症などを招く。

ランニング、ジャンプ、投球などの動作を長期間、頻回に繰り返すこと（酷使）で生じる運動器の慢性的な障害で、腱炎や神経炎、軟骨の摩耗・断裂、離断性骨軟骨炎、疲労骨折、慢性のコンパートメント症候群→ P75 などがあげられます。
痛みが生じているにもかかわらず負荷を減らさず、障害を悪化させてしまうケースもよくみられます。

オーバートレーニング症候群

スポーツ活動によって生じる慢性的な疲労状態（身体的な疲労と精神的な疲労）。疲れが回復しないままトレーニングを継続し、疲労が蓄積して身体がエネルギーをうまく使えなくなってしまう病態です。

症状　動作で生じる痛みが特徴。

限局性の疼痛、圧痛、腫れ、熱感などがみられます。

おもなスポーツ障害と症状

障害	症状
足関節後方インピンジメント症候群	足くびの底屈時に足関節後方に痛み
オズグッド・シュラッター病	成長期の膝関節遠位部前面（脛骨粗面部）の痛み、腫れ
ゴルフ肘	上腕骨内側上顆（肘の内側）の炎症
ジャンパー膝	大腿四頭筋腱停止部、膝蓋腱起始部の炎症
シンスプリント	運動時・運動後に下腿内側の痛み
テニス肘	上腕骨外側上顆（肘の外側）の炎症
フットボーラーズアンクル	足関節前方の骨棘による炎症
野球肘	肘関節尺側側副靱帯（肘の内側）の痛み、上腕骨小頭（肘の外側）の痛み
野球肩	投球時の痛み（インピンジメント症候群、腱板損傷、ルースショルダー、上腕骨骨端線離開、など）
腰椎分離症	成長期に腰痛、下肢痛・しびれなど

検査 疼痛誘発テストで病状を確かめる。

病歴聴取、疼痛誘発テスト、MRI検査などを行って診断をすすめます。

テニス肘の疼痛誘発テスト

トムセンテスト
肘を伸ばしたまま手関節を伸展させる力に抵抗します。

チェアーテスト
肘を伸ばしたままいすを持ち上げます。

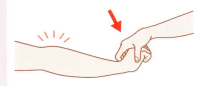
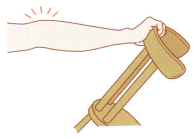

いずれも肘の外側部に疼痛が誘発されれば陽性と診断します。

そのほかの疼痛誘発テスト

腰
ケンプテスト→P134
SLRテスト→P134
FNSテスト→P138

股関節
パトリックテスト→P142

膝
外反ストレステスト→P94
マクマレーテスト→P96
ラックマンテスト→P91

足関節
前方引き出しテスト→P88

使い過ぎ症候群（オーバーユースシンドローム）

治療 スポーツ活動の制限で症状を緩和。

局所の保護と安静（保存療法）が第一の治療となります。

保存療法

局所の保護・安静（スポーツ活動の休止）、一時的な固定、装具・サポーターの装用、ストレッチング、薬物療法（非ステロイド性抗炎症薬の投与）、ステロイド局所注射、物理療法（温熱療法やマッサージ）などを行って回復をはかります。

手術療法

保存療法で症状が改善されないケースでは、まれに手術療法も検討されます。

看護　リハビリのポイントを説明します。

保存療法時

- スポーツ復帰に必要なリハビリテーションのポイントを、本人だけではなく、保護者や指導者にもよく理解してもらうようにします。

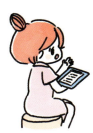
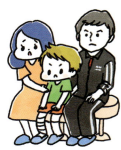

リハビリ　スポーツ活動復帰のためのプロセス。

スポーツによる使い過ぎで生じた障害は、休むと痛みは軽快します。ただ、障害を招いた原因をそのままにして復帰させた場合、同じ練習を続けると症状が100％再燃します。
十分なトレーニングによって基礎体力（筋力、柔軟性など）の改善をはかり、そのうえで復帰させることがポイントです。

準備運動の例

**練習前の
ウォーミングアップ**

ラジオ体操、足くび・手くび
まわし、腰まわし、
膝の屈伸、膝まわし、
ジョギングなど

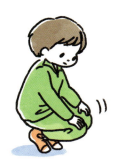
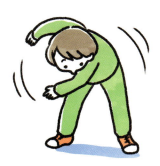

**練習後の
クールダウン**

ジョギング、
ウォーキング、
静的ストレッチ
など

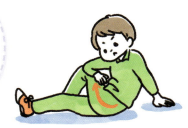
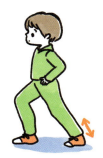

スポーツ外傷の予防

スポーツ外傷は外力によって急性に生じる運動器の損傷で、捻挫→P85や打撲、脱臼→P80、骨折→P39など、種類も程度もさまざまです。スポーツ外傷は予防できるものが多くあります。

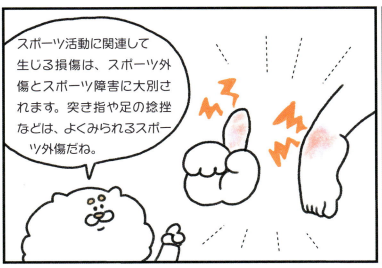

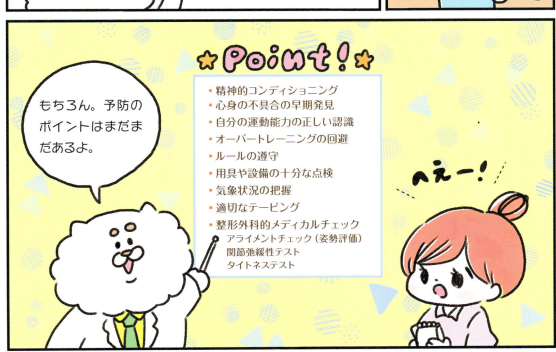

脊髄損傷

外傷性損傷は、脊椎外傷（背骨の骨折や脱臼など）に伴うことが多く、軽傷から重症までその程度はさまざまです。非外傷性損傷は、脊椎カリエスや脊髄腫瘍などに伴って生じます。頸髄の損傷では、高齢者の中心性頸髄損傷のように骨傷のないケースもまれではありません。

原因　高エネルギー外傷が大きな原因に。

外傷性の脊髄損傷は、交通事故やスポーツ外傷、労働災害（たとえば高所からの転落）などによる脊椎の骨折や脱臼などがおもな原因となります。

脊椎に大きな外力が加わったとき、脊柱管の損傷が脊髄も傷つけて神経線維（の束）が損傷してしまいます。

高齢者の非骨傷性脊髄損傷

脊柱管狭窄症のある高齢者では、低エネルギー外傷（転倒など軽微な外力）によって脊髄損傷を招くケースもあります。多くは頸髄の損傷です（中心性頸髄損傷）。

症状　四肢麻痺や対麻痺を招く。

脊髄実質の損傷では、重度の機能障害（四肢麻痺や対麻痺）を招きます。

また受傷した脊髄（髄節）の支配領域（運動・感覚・自律神経からなる脊髄神経）に、運動麻痺や感覚障害、膀胱直腸障害、自律神経機能障害などが現れます。

損傷の高位（位置）や椎骨の破壊状態などによって麻痺の残存程度は大きく違ってきます。

麻痺が高度なほど、合併症を招く危険性が高まります。

脊髄損傷の経過（脊髄実質挫傷）

受傷直後の脊髄ショック期　48時間ほど続きます。一時的に受傷脊髄より末梢の全反射が完全に失われる期間です。

回復期　数週から数か月で反射の回復（ショック期からの離脱）が始まります。

離脱後も反射が失われたままの場合、完全麻痺と診断されます。

四肢麻痺と対麻痺

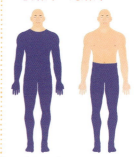

四肢麻痺（両方の上肢と下肢、左図）
→頸髄の損傷
対麻痺（両方の下肢、右図）
→胸髄・腰髄の損傷

完全麻痺と不全麻痺

完全麻痺
感覚・運動機能、深部反射が完全に失われた状態です。回復はしません。

不全麻痺
感覚・運動機能、深部反射が部分的に残っている状態です。

検査　フランケル分類で重症度を評価。

麻痺の状態から損傷部位（脊髄高位）を推定し、神経学的検査、電気生理学的検査、単純X線撮影、CT検査、MRI検査などを行います。

X線検査、CT検査ともに被ばくを考慮して、女性には妊娠中または妊娠の可能性があるか確認します。

重症度は、フランケル分類で評価します。

改良フランケル分類（脊髄損傷の評価尺度）

- **A** 完全麻痺
- **B** 運動完全麻痺、感覚不全麻痺
- **C** 運動不全麻痺（歩けない、運動機能に実用性がない）
- **D** 運動不全麻痺（歩ける、運動機能に実用性がある）
- **E** 回復して正常

治療　機能の回復状況を予測して。

受傷直後（急性期）の初期治療で重要なのは全身管理（呼吸管理や循環管理など）です。

頸髄損傷では、人工呼吸器を用いる必要があります。

一時的（保存的）に外固定を行い、できるだけ早く手術療法で脊髄の除圧、保護、損傷した脊柱の整復と固定（安定性の確保）をはかります。

合併症（褥瘡、深部静脈血栓症、肺炎、拘縮、尿路感染など）の予防もだいじです。

機能がどの程度回復するのか（どの程度障害が残るのか）を正確に評価し、早期からリハビリを導入してQOL（生活の質）やADL（日常生活動作）の向上をはかります。

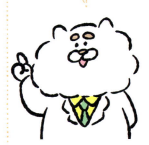

iPS細胞など、多分化能をもつ細胞を用いた脊髄の再生治療が治験の段階に入っています。

第2章 外傷の看護

看護 急性期の看護が予後を左右する。

急性期の看護

急性期には合併症を予防し、リハビリをサポートし、障害を受容していく過程に寄り添うことが重要です。

- **肺感染症の予防** 呼吸筋の麻痺によって呼吸や排痰（はいたん）がうまくできないと、肺感染症の危険度が高まります。呼吸・排痰管理を徹底します。

- **拘縮の予防** 麻痺している範囲のマッサージや他動運動を積極的に行います。また、動かせる範囲での自動運動や自動介助運動を行うように指導します。

- **早期リハビリの重要性を説明** 障害を最小限におさえるため、そして残存機能を最大限に向上させるため、早期からのリハビリが重要なことを十分に説明します。

- **褥瘡の予防** 定期的な体位交換を行い、皮膚の清潔とスキンケア、体圧分散寝具の使用などで褥瘡を防ぎます。

- **障害の受容過程に寄り添う** 患者は突然のできごとで精神的に混乱し、障害に対して大きな不安を抱いています。障害の受容の過程→P115に寄り添い、精神的サポートを続けることが大切です。

- **正確な情報提供を** 公的支援の活用をうながし、患者会やサポートシステムなどの正確な情報を提供します。

> 寄り添いのポイントは、傾聴、思いを表出しやすい環境づくり、プライバシーの尊重です。

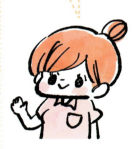

リハビリ 回復期から本格的なリハビリを。

急性期（呼吸・排痰管理、褥瘡予防、拘縮予防など）を経て全身状態の安定がみられたら、早期にリハビリを開始します。

回復期のリハビリの例

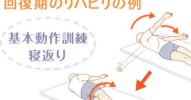

基本動作訓練　寝返り

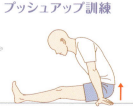

プッシュアップ訓練

回復期のリハビリ
関節可動域（ROM）訓練
筋力増強訓練
基本動作訓練
（寝返り、起き上がり、座位、移乗〈プッシュアップ、トランスファー〉など）
起立歩行訓練
自動車関連動作訓練

末梢神経損傷

末梢神経は、運動神経、感覚神経、自律神経（交感神経、副交感神経）の神経線維で成り立っています。末梢神経の損傷は、鋭的外傷・鈍的外傷によって起こり、運動麻痺や感覚障害などを生じます。

原因　外傷によって末梢神経が傷害を受ける。

外傷などで末梢神経が傷害を受けると、その神経の支配領域に運動麻痺、感覚障害、自律神経障害が生じます。注射や点滴、採血時に起こるケースもあります。

末梢神経の構成

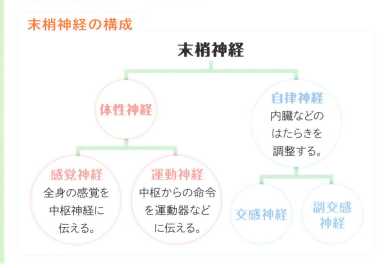

末梢神経損傷と末梢神経障害

末梢神経が外傷性に損傷を受けたケースが末梢神経損傷です。末梢神経障害（ニューロパチー）は神経の局所的な圧迫、血管炎、糖尿病などの代謝異常、中毒、遺伝性、自己免疫反応などによって生じる末梢神経の「故障」です。
末梢神経は中枢神経と異なり、損傷しても軽度なら再生（軸索の伸長）が起こります。

症状　損傷部の高位に応じた症状が現れる。

運動麻痺（筋力の低下や消失で、徒手筋力テストで評価します）、感覚障害（感覚麻痺やしびれなど）、自律神経障害（発汗異常、充血・皮膚温上昇、冷感・皮膚蒼白など）などが現れます。
おもな損傷として、肩関節脱臼に伴う腋窩神経損傷、上腕骨顆上骨折に伴う正中神経損傷、橈骨遠位端骨折に伴う正中神経損傷、股関節脱臼に伴う坐骨神経損傷、腓骨頭骨折に伴う腓骨神経損傷などがあります。

灼熱痛（カウザルギー）

神経障害性疼痛。末梢神経が損傷されると、灼熱感を伴う痛みや異常感覚が起こることがあります。

損傷の分類

損傷程度	特徴
一過性神経伝達障害	軽度の挫傷や圧迫による一時的な神経遮断であり、軸索は保たれている状態で、自然に回復します。
軸索断裂	神経再生によってある程度機能の回復がのぞめます。
神経断裂	完全に断裂してしまい、機能の回復は起こりません。

ワーラー変性
末梢神経の軸索断裂部より遠位に現れる神経変性で、軸索や髄鞘が変化・消失します。

おもな末梢神経損傷の特徴

損傷名	特徴
腋窩神経損傷	肩の外側の感覚が低下、上腕を上げにくいなど。
橈骨神経損傷	母指〜手の甲の感覚が低下、手関節や指が垂れる**下垂手**など。
正中神経損傷	母指〜薬指の橈側半分までの指や手のひらのしびれ・痛み、母指球筋がやせる**猿手**など。
尺骨神経損傷	小指〜薬指の小指側半分までの感覚が低下、**かぎづめ指変形**など。
腓骨神経損傷	下腿外側〜足の甲のしびれ、足関節の麻痺による**下垂足**、足を高く上げてつま先を投げ出すように歩く**鶏歩**など。
坐骨神経損傷	殿部〜下肢裏側のしびれ・痛み、歩行困難など。

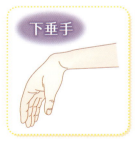
下垂手

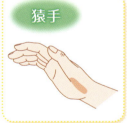
猿手

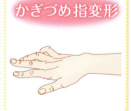
かぎづめ指変形

検査 筋力や麻痺の状態を探る。

徒手筋力テスト、神経学的所見（肢位、麻痺、腱反射、ティネル徴候など）、感覚機能検査、電気生理学的検査（筋電図所見や神経伝達速度）、自律神経検査、発汗機能検査、皮膚温測定などを行って診断をすすめます。
X線撮影では、骨折や脱臼の有無を確かめます。

ティネル徴候

損傷した末梢神経の走行上で末梢神経の断裂部や圧迫を受けている部位を叩打（こうだ）すると、その神経の支配領域に痛みが放散します。

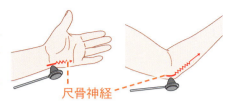
尺骨神経

治療 神経断裂の場合は手術療法を。

保存療法

麻痺期には良肢位を保ち、関節の拘縮（こうしゅく）予防のために関節可動域（ＲＯＭ）訓練、麻痺した筋肉の過伸長を防ぐために装具療法、萎縮を防ぐために電気療法などを行います。
回復期では筋電図バイオフィードバック、感覚再教育、協調性訓練などを行ってＡＤＬ（日常生活動作）の改善をはかります。

手術療法

末梢神経の完全断裂では、手術療法で神経を修復して機能を再建します。神経の連続性が保たれているときは経過を観察し（4～6週間）、臨床所見や検査所見（電気生理学的検査）で改善がみられなければ手術療法を行います。
末梢神経損傷の手術方法としては、神経剥離術（はくりじゅつ）、神経縫合術、人工神経移植術、神経移行術などがあげられます。
断裂神経の修復がむずかしいケースでは、筋腱移行術、筋移植術、腱固定術、関節固定術などで機能再建をはかることもあります。

神経縫合術

手術用顕微鏡下で神経どうしを縫合します。

神経周膜縫合術

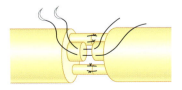

神経上膜周膜縫合術

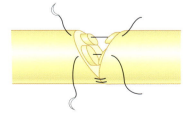

筋電図バイオフィードバック

特定の筋の活動に対する筋電図の反応をわかりやすいグラフや音に変換して、目や耳から筋が収縮しているという情報を本人に戻す（フィードバック）ことで、徐々に自らの意志で麻痺した筋を動かせるようになるのを助けます。その筋の収縮や弛緩をコントロールしていく訓練です。

看護 拘縮の予防と機能回復。

- **麻痺期のケア** 関節可動域（ROM）訓練で拘縮予防、装具療法で麻痺筋の過伸展や萎縮の予防につとめます。
- **回復期のケア** 早期離床に向けて、早期からのリハビリを行い、運動機能や感覚機能の改善につとめます。
- **神経縫合術後のケア** 縫合部に無理な力が加わらないように上下の関節を3週間ほど固定します。そのあいだも、安全に動かせるところはよく動かして、関節の拘縮を予防するよう指導します。
- **退院支援** 退院後の日常生活への不安が解消できるように、生活環境に合わせたADL獲得を支援します。

橈骨神経損傷の装具

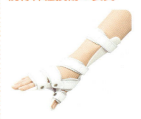

提供：KAWAMURAグループ

リハビリ 回復期には運動・感覚機能の改善をはかる。

麻痺期には、関節可動域訓練で拘縮を予防し、装具療法で麻痺筋の過伸展、電気療法で麻痺筋の萎縮を防ぎます。
回復期には、ADLの自立に向けて筋力増強訓練や自動運動、歩行訓練、巧緻動作訓練などを行います。

自動介助運動の例

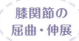
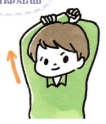
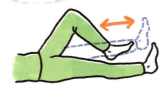

肩関節屈曲　　膝関節の屈曲・伸展

巧緻動作訓練の例

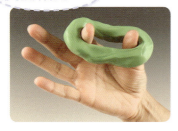
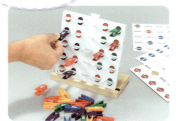

手指訓練用パテ　　訓練用ピンチ

提供：酒井医療(株)

切断
せつだん

交通事故や労働災害などによる外傷で、また広範囲の挫滅や壊死、悪性腫瘍などの治療として生命維持のために四肢の切断を行うケースもあります。切断はからだの一部が切り離された状態をさしますが、四肢の関節部分で切り離された場合は離断ともいいます。

原因　末梢循環障害による切断の割合が増加。

交通事故や労働災害などによる外傷、糖尿病壊疽、閉塞性動脈硬化症、悪性腫瘍などで、四肢の切断を行うケースがあります。

切断のおもな原因

外傷	交通事故や労働災害などによる外傷性の切断です。労働環境の改善などによって減少していますが、たとえば手指切断は、「幼児が電動シュレッダーで指を切り落とした」といったケースもみられます。
末梢循環障害（血行障害性の切断）	糖尿病、閉塞性動脈硬化症、バージャー病などを放置していて、血行障害によって壊死を招き、下肢切断にいたる割合が増加しています。
悪性腫瘍	骨腫瘍などの治療のために四肢を切断するケースがありますが、近年は治療方法の進歩により減少しています。
感染症や凍傷など	感染症や凍傷などで切断を余儀なくされるケースもあります。

症状　機能の低下と形態の変化。

疼痛や切断部からの出血がおもな症状です。
上肢や大腿部の外傷による切断では、大量出血となって出血性ショックを招き、生命にかかわることもあります。
不全切断でも、血管が切断されていれば末梢が阻血におちいり、白く変色して脈が触れなくなります。

完全切断と不全切断

完全切断は、四肢や手指・足指がからだから完全に切り離された状態です。不全切断は、部分的につながっている状態です。

検査　骨の損傷や血流などを確かめる。

画像検査では、骨の損傷、血流途絶の程度、損傷筋の血流の有無、壊死の範囲などを調べます。

治療　外傷性ではできるかぎり再接着をはかる。

手術療法

外傷性の切断では、全身状態の管理、止血・血行再建などを行い、できるかぎり手術（マイクロサージャリー）で再接着をはかります。
再接着ができない場合には、断端形成術（切断面のさまざまな処置）を行い、断端ケア（断端の成熟）を経て、義肢の作製とリハビリテーションを始めます。

断端ケア

ソフトドレッシングでは、弾性包帯を用いて断端を圧迫しながら形状を整え、義肢を装着しやすいように管理します。

| 上腕切断 | 前腕切断 | 大腿切断 | 下腿切断 |

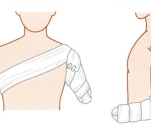
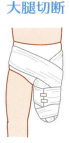
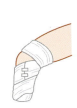

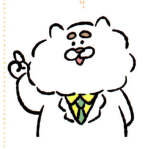

義肢装着のために断端のむくみをとり、かたくします。断端の成熟には1〜2か月かかります。

切断後の合併症

身体的合併症
浮腫、断端痛、関節拘縮、幻肢・幻肢痛など。

精神的合併症
心理的ダメージによる適応障害やうつ病、さまざまな心身症など。

看護　精神的サポートがとても重要。

手術療法時

- **障害の受容をサポート**　身体の一部を失った喪失感、ボディイメージ（自分の身体像）の変化などは大きな心理的ダメージをもたらすもので、メンタルサポートがきわめて重要になります。障害をしっかりと受け入れられるまで、「受容の過程」に寄り添っていくことが大切です。

受容の過程

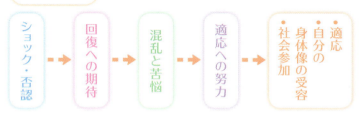

ショック・否認 → 回復への期待 → 混乱と苦悩 → 適応への努力 → 適応・自分の身体像の受容・社会参加

- **疼痛コントロール**　とくに断端痛の緩和が重要です。
- **断端ケア**　断端部の癒合と、早期に装具装着が可能になるように切断面を整え、成熟を促すため、また合併症（皮膚の炎症や損傷など）予防のため、断端ケアを徹底します。
- **感染症予防**　創傷の状態をよく観察し、感染徴候（発赤、腫脹、熱感など）を見逃さないようにします。
- **関節拘縮や筋力低下の予防**　早期リハビリを導入し、切断部の近くの関節拘縮や周囲の筋力低下を防ぎます。
- **幻肢・幻肢痛の理解と受容**　幻肢は切断肢の残存感（無い部分があるように感じる）をおぼえる現象で、疼痛を伴うこともあります（幻肢痛）。徐々に軽減してくることを十分に説明し、不安をできるかぎりやわらげます。
- **義肢訓練（リハビリ）への意欲的な取り組み**　患者が切断の現実を受け入れ、ＡＤＬ（日常生活動作）が低下しないように、リハビリに意欲的に取り組めるようサポートします。
- **義肢の管理指導**　義肢の正しい使用方法や管理方法などを患者にきちんと理解してもらいます。
- **血行障害予防**　閉塞性動脈硬化症で抗凝固薬や抗血小板薬などを用いている場合、その管理をしっかりと行います。

> 幻肢痛として、残存感、しびれ感、温冷感などをおぼえます。

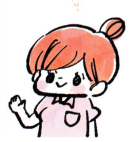

- **血糖コントロール** 糖尿病による足壊疽で切断した場合には、術後の血糖コントロールを徹底します。
- **義足歩行獲得後の日常生活指導** 規則正しい生活、断端の清潔保持、義足のこまめな手入れ、靴の選択などを指導します。
- **社会資源の活用** 利用できる社会制度についての情報（労災保険や障害者総合支援法による援助、身体障害者手帳の申請など）を提供し、社会復帰へのサポートを行います。

> **障害者総合支援法**
> 障害者（難病患者を含む）が基本的人権をもつかけがえのない個人として尊重され、共生できる社会を実現するために整備された法律です。

リハビリ 義肢を装着してADL回復を目指す。

◇義肢装着前訓練
義肢を装着するために、早期から断端の筋力や健側の筋力を維持・強化するよう訓練します。
断端側の関節に拘縮を生じないよう関節可動域（ROM）訓練も、早期から行います。

◇義肢装着後訓練
まず、義肢の着脱方法、基本操作を習得してもらいます。
歩行訓練やバランス訓練、巧緻運動訓練など、義肢の種類に応じて行います

上肢切断

上肢の切断では、義手を装着します。義手の重点は「運動性」です。

上肢の切断レベル

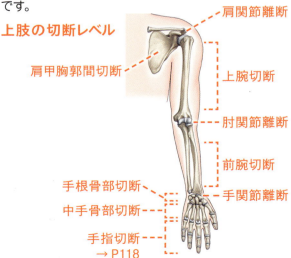

- 肩関節離断
- 肩甲胸郭間切断
- 上腕切断
- 肘関節離断
- 前腕切断
- 手根骨部切断
- 手関節離断
- 中手骨部切断
- 手指切断 → P118

さまざまな義手

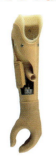 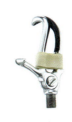

筋電義手(左)と能動義手の手先(右)。

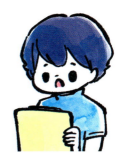

肩義手
肩の周囲で切断したときに用いられます。

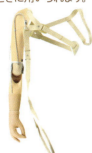

肘義手
肘関節離断のケースで使用します。

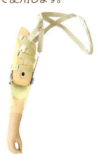

前腕義手
前腕切断のケースで使用します

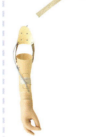

手部義手
手の一部を切断したときに用いられます。

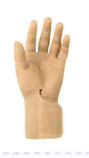

提供：KAWAMURAグループ

上肢切断のリハビリの流れ

切断・離断後
義手製作のための採型や仮合わせなどを行い、仮義手を用いて操作訓練を始めます。

→

義手装着前訓練
断端の耐圧性の向上、筋力強化、ROM訓練、ADL訓練、利き手交換訓練などを行います。

↓

義手装着訓練
基本動作の訓練——装着と着脱の練習、いろいろな物をつかむ練習（把持(はじ)動作訓練）、両手を使う練習（両手動作訓練）などを行います。

→

義手使用訓練
応用動作の訓練——ADL訓練、仕事や趣味にかかわる練習（職業関連訓練）、スポーツ活動を通して義手の操作を習熟させる練習（スポーツ関連訓練）、自動車の運転能力検査や運転の練習（自動車運動訓練）などを行います。

→

日常生活・社会生活への復帰

手指切断

手指切断では、装飾用の手指義手を用います。手指義手の重点は「手の巧緻性」です。

手指切断時の対処法

切り離された指は、再接着の可能性を高めるために「ラップで包む」あるいは「ビニール袋に収める」ようにして、氷や保冷剤を入れた容器にしまい、冷却しながら医療機関へ運びます。

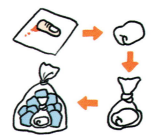
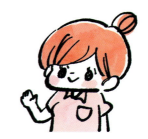

◇切断指の再接着（再建術）

受傷（切断）からの経過時間、切断された指の保存状態、年齢、動脈硬化の有無、喫煙歴、ほかの損傷などにより、切断指の生着率がかわります。

感覚がなく動かない指はかえって手の機能を低下させるケースもあるので、最終的な機能を想定して再接着の適応を決めることが重要です。

◇手指切断のリハビリテーションの流れ

機能回復のため、早期リハビリが重要です。
ハンドセラピー（作業療法）によって浮腫の軽減、関節拘縮・筋萎縮・骨萎縮の予防、そして機能回復をはかります。

再接着がむずかしいケース

- 切断後、時間が経過しすぎている。
- 熱傷を伴っている。
- 指全体が圧挫している。
- 指が引き抜かれている。

さまざまな義指（手指義手）

キャップ式

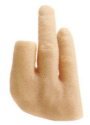

リング式

提供：KAWAMURAグループ

下肢切断

下肢の切断では、義足を装着します。義足の重点は「支持性と運動性」です。

下肢の切断レベル

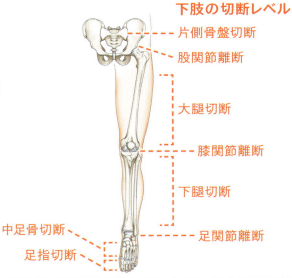

- 片側骨盤切断
- 股関節離断
- 大腿切断
- 膝関節離断
- 下腿切断
- 足関節離断
- 中足骨切断
- 足指切断

さまざまな義足

股義足
股関節周囲で切断したときに使用します。

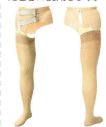

大腿義足
大腿で切断したときに使用します。

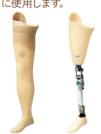

膝義足
膝関節離断のケースで使用します。

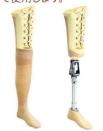

下腿義足
下腿で切断したときに使用します。

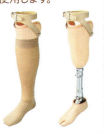

足根義足
足部を切断したときに使用します。

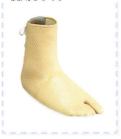

提供：KAWAMURAグループ

下肢切断のリハビリの流れ

切断・離断後
義足製作のための採型や仮合わせなどを行い、仮義足ができたら操作訓練を始めます。

義足装着前訓練
断端管理・訓練、膝関節ROM訓練、筋力強化訓練、立位バランス訓練、起居動作練習、松葉づえ・車いす操作練習など。

義足歩行訓練
基礎訓練では、平行棒内歩行、歩行器やつえ歩行、立ち上がり動作などを行います。応用訓練では、階段昇降、屋外歩行、ADL訓練、リハビリ体育(スポーツ)などを行います。

歩行獲得後の日常生活指導を行います。
規則正しい生活、断端の清潔を保つ、義足の手入れ、靴の選択など。

第2章 外傷の看護

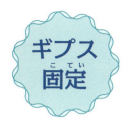

ギプス固定

ギプス固定は、骨折・脱臼などに対する保存療法（外固定）のひとつです。整復位と安静を保ち、変形や不良肢位を防ぐため、局所のギプス固定はとても重要な治療法です。固定材料には、プラスチックやグラスファイバーがよく用いられます。

ギプス固定のおもな目的

安静	損傷部の安静を保ちます。
固定	整復位を保ちます。
矯正	変形や不良肢位を予防し、矯正します。
免荷	損傷部への負荷を軽減します。

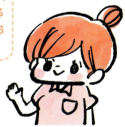

ギプスの縁で傷つかないようにストッキネット（保護用綿チューブ）を折り返します。
また、水硬性ギプスが硬化するときに熱を発することを患者に説明しておきます。

- ❗ 複雑な骨折、不安定な骨折などの治療で、損傷部位を全体的に保護・固定する方法です。固定範囲は**骨折部の遠位と近位の関節を含む**のが原則です。
- ❗ ギプス固定によって適切な肢位が保たれているかどうか注意します。
- ❗ 固定している間に圧迫創、循環障害、神経麻痺などが起こることがあります。また、ギプスを長期間使用した場合に生じる二次的障害として、筋力低下・筋萎縮・関節拘縮などがあげられます。
- ❗ 固定中は、全身状態、副作用（合併症）の有無をよく観察します。また、固定中は制限範囲内で、固定部以外を積極的に動かすように指導します。
- ❗ ギプスカッターの使用にあたっては、歯は回転運動ではなく往復運動するので、歯が皮膚に触れても皮膚が切れる心配はないことを患者に説明します。

ギプス固定による合併症

循環障害	浮腫や腫脹、疼痛、冷感、皮膚の色調の変化といった徴候を見逃さないことが重要です。固定をはじめて24時間以内はとくに注意が必要で、患肢の挙上もこころがけるようにします。
神経麻痺	痛みやしびれ、手や足の指の運動障害などに注意します。症状が現れたらタイミングを逃さず、ギプスをカットして圧迫を軽減させる処置が必要です。
皮膚障害	できるだけ清潔を保つようにします（とくにギプスが湿らないように注意します）。固定中は褥瘡予防のため、体位変換もこころがけます。
筋萎縮	廃用性の筋萎縮を予防するため、筋の等尺性収縮運動→P73をうながします。
関節拘縮	健側の関節も積極的に動かして拘縮を防ぎます。
ボディキャスト症候群	体幹ギプス装着時に現れる消化器症状などです。生命にかかわることがあるので、異変に気づいたらすみやかに医師に相談しましょう。

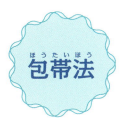
包帯法

創部を保護したり、圧迫したり、骨折部を固定したりするために包帯を用いますが、最近ではさまざまな創傷被覆材や固定帯などの普及によって、包帯を巻くことが少なくなっています。ただし、ギプス固定や牽引法→P167などでは用いられています。

包帯法の6つの目的

1. **被覆** 創部を保護します。
2. **支持** 安静を保ちます。
3. **圧迫** 疼痛の緩和をはかります。
4. **固定** 体動を制限します。
5. **牽引** ずれた位置を戻します。
6. **矯正** 変形を正します。

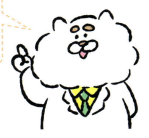

包帯法を用いる機会は減っていますが、基本臨床手技として知っておくとよいでしょう。

おもな包帯法

- 下図の基本的な巻き方のほかに、使用部位によって巻き方を使い分けます。
- 注意点として、清潔であること（感染予防）、巻き方がきつすぎないようにする（循環障害の予防）、また関節部の可動性保持があげられます。

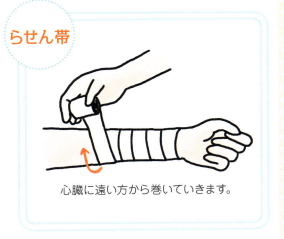

環行帯
巻き始めと巻き終わりにずれないように行います。

らせん帯
心臓に遠い方から巻いていきます。

- 包帯は、形態によって巻軸包帯と管状（ネット状）包帯に大別されます。また種類によって、綿・ガーゼ包帯（伸縮・非伸縮）、弾性包帯、絆創膏（粘着）包帯、三角巾、ネット包帯、ギプス包帯などに分類されます。

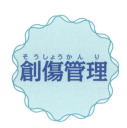

創傷管理

創傷（組織の欠損）をできるだけ早くきれいに治すためには、適切な管理方法が欠かせません。まずは創傷を止血し、感染を防ぐために洗浄し、適切なドレッシング材で被覆します。そして創傷が順調に修復していくように注意していきます。

急性創傷と慢性創傷

急性創傷
外傷（擦過傷、挫傷、切傷、裂傷など）、熱傷、手術創など。

慢性創傷
褥瘡、糖尿病性潰瘍、動脈不全・静脈不全症（血流障害）による潰瘍、感染症など。

創傷治療の流れ

止血し、洗浄し、はがれた皮膚をもとの位置に戻します。
↓
ドレッシング（創傷被覆）材を選びます（皮膚欠損の湿潤環境を保ちます）。
↓
創傷部の疼痛を確かめます。

被覆（ドレッシング）の目的

1. 創部を感染（病原微生物）や外力から保護します。
2. 過剰な滲出液を吸収します。
3. 治癒環境を良好に保ちます。
4. 疼痛を軽減します。

ドレッシング材の例

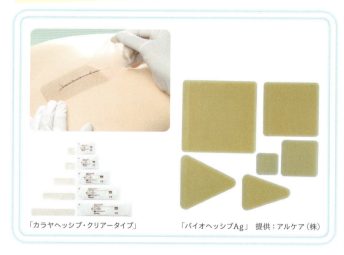

「カラヤヘッシブ・クリアータイプ」　「バイオヘッシブAg」　提供：アルケア（株）

- 創部の異物、感染、壊死、外力などの負荷を回避するなど、有害因子を除去します。
- 温度や湿度、酸素濃度、pHなどに留意して、治癒環境の整備につとめます。
- 創傷治癒の遅れは、感染、過剰な滲出液、壊死組織などが原因となります。
- 感染の徴候となる発赤、疼痛、腫脹などに注意してケアします。
- 滲出液の量に注意して、創傷の湿潤環境を保ちます（感染徴候がない場合）。
- 壊死組織がある場合には医師に報告し、デブリードマン（壊死組織の除去・洗浄）を行ってもらいます。
- 受傷や手術後早期には創部の観察が重要なので透明なフィルムで被覆します。治癒過程が順調で創部の観察が不要になるとカバーに変えます。

第3章 運動器疾患の看護

> 外傷以外で整形外科が担当する疾患や障害についても原因・症状・検査・治療・看護・リハビリに整理して解説します。

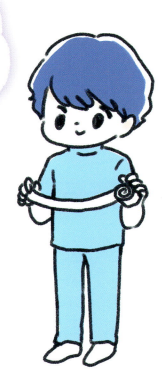

第3章　運動器疾患の看護

運動器疾患とは

人体を支え、身体活動をになっている「運動器」は、骨、筋、腱、靱帯、軟骨、椎間板、中枢神経（脳・脊髄）・末梢神経、血管などが連携・連動することで成り立っています。
この章では、外傷以外のおもな運動器疾患についてみていきましょう。

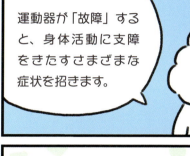

運動器が「故障」すると、身体活動に支障をきたすさまざまな症状を招きます。

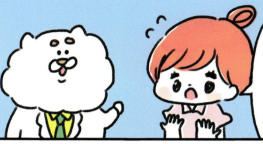

外傷性の損傷とは違い、病因がからだのなかに隠されているんですね。

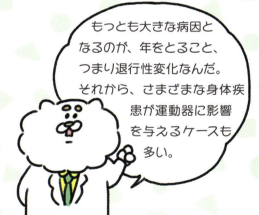

もっとも大きな病因となるのが、年をとること、つまり退行性変化なんだ。それから、さまざまな身体疾患が運動器に影響を与えるケースも多い。

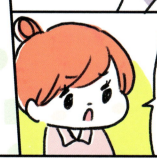

高齢化がさらにすすんでいくと、運動器疾患もさらに増えてくる!?

不活発性による閉じこもりや寝たきりも心配ですね。

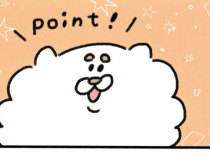

つまり、いきいきと暮らしていくため、運動器の老化をいかにおさえていくのか、そこが重要なポイントだね。

point!

変形性頸椎症

頸椎は大きな可動性をもち、頭部を支え、つねに荷重がかかっている部位です。頸椎の椎間板は加齢に伴って変性（退行性変化）が生じやすく、弱体化を補おうと骨増殖が起こると椎体の縁が棘のように突出してきて（骨棘の形成）、神経根や脊髄を圧迫するようになります。

原因 加齢が大きな危険因子になる。

加齢に伴う椎間板の変性や脊柱管の狭窄などが原因となって、さまざまな神経症状を起こします。

変形性頸椎症のしくみ

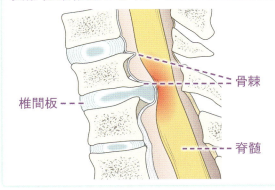

変形性頸椎症はおもに中位や下位の頸椎椎間板変性を基盤に起こる病態で、高齢者に多くみられます。

❶ 椎間板が変性してつぶれてきます。
❷ 椎体は変形して骨棘が生じます。
❸ 骨棘が神経根を圧迫します（頸椎症性神経根症）。
骨棘や肥厚した靱帯が脊髄を圧迫します（頸椎症性脊髄症）。

症状 神経症状や頸椎の可動域制限も現れる。

椎体（頸椎）の変形が進行すると、神経圧迫症状（くびや肩のこり、頸部や上肢の疼痛、頸椎の可動域制限など）が現れます。

神経根の圧迫症状　おもにからだの片側のくび、肩、肩甲部、上腕、手指などに痛みやしびれ、脱力感などが現れます。

脊髄の圧迫症状　四肢の痛みやしびれ、運動麻痺（歩行困難）、手指の巧緻運動障害などが現れ、膀胱直腸障害がみられるケースもあります。

巧緻運動障害

たとえば「衣服のボタンをうまくかけられない」「箸が使いづらい」といったように、手指の細かな動作に支障をきたす状態です。

膀胱直腸障害

脊髄が圧迫されることで生じる排尿・排便障害です。

治療 多くの症例は装具療法や薬物療法などで改善する。

保存療法

保存療法で多くのケースは回復に向かいます。保存療法では、装具療法（頸椎カラー装着）、薬物療法（非ステロイド性抗炎症薬などの使用）、温熱療法、神経ブロック療法などが行われます。また、姿勢の矯正などを指導します。

手術療法

保存療法で進行をおさえられないケースでは、手術療法が検討されます。手術療法では、脊柱管拡大術や前方固定術などが行われます。

薬物療法

非ステロイド性抗炎症薬（NSAIDs）、アセトアミノフェンなどで疼痛の緩和をはかります。電撃痛（電気が走るような鋭い痛み）やしびれに対して神経障害性疼痛治療薬、筋緊張をやわらげるために筋緊張弛緩薬（鎮痛補助薬）が用いられることもあります。

看護 日常生活での注意点を十分に説明。

● 症状を悪化させる姿勢や運動は、避けるよう指導します。

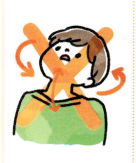
頸椎を過度に回さない、過度に前後に倒さない。

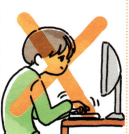
デスクワークなどで長時間、くびを前傾させた姿勢をとらない。

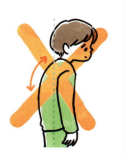
背中を丸めると頸椎に負担がかかるので、その姿勢を避ける。

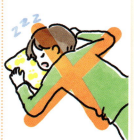
うつぶせ寝は避ける。

リハビリ 理学療法や運動療法で回復をはかる。

理学療法では、温熱療法や電気刺激療法などを行います。
運動療法では、ストレッチング、筋力強化訓練などを行います。

五十肩（肩関節周囲炎）

外傷などの明らかな原因が認められず、肩関節周囲の組織の加齢に伴う変性（退行性変化）を基盤に生じる痛みや不快感、運動障害などを肩関節周囲炎という疾患群にまとめています。50歳代を中心にみられるところから「五十肩」といわれていますが、実際には40歳代以降の幅広い年代で好発します。

原因　加齢変化を基盤に生じた肩関節の炎症性病変。

肩関節周囲の加齢変化（退行性変化）が大きな発症要因となります。
肩関節の関節包や腱板には関節運動によって大きな負荷がかかり、損傷や炎症が起こりやすく、肩関節周囲の筋肉や肩峰下の滑液包などへ及んでいきます。

肩関節のしくみ

大きな可動域をもつ肩関節では、肩甲骨の関節窩が浅く（上腕骨の骨頭のはまりがゆるく）不安定な構造なのですが、関節包や腱板によって安定性が保たれています。

症状　肩の痛みと運動制限。

肩の痛みと肩関節の拘縮（運動制限）が主症状となります。
痛みは、寒冷時や夜間に強まります。また、痛みは、上腕や肘にも放散します。
症状を増悪させる因子として、糖尿病、甲状腺機能亢進症、甲状腺機能低下症、パーキンソン病などがあげられます。

病期と主症状

けい縮期（急性期）
片側の肩に生じる突然の痛みが、発症の典型例です。運動時痛、安静時痛、夜間痛などもみられますが、鋭い痛みは数日間でだんだんと治まっていきます。

拘縮期（慢性期）
痛みは鈍痛に変わり、だんだんと肩関節の拘縮が目立ってきて、肩の可動域が制限されるようになります。（3か月～半年くらい）。

回復期
痛みはやわらいで、肩関節可動域（ROM）制限も徐々に回復してきます。

アセスメントのPoint

- 多くは片側の肩関節に発症します。
- 「肩の痛み」を招く疾患は、変形性肩関節症、頸椎症、絞扼性神経障害、神経原性筋萎縮症、腱板断裂、石灰沈着性腱板炎、腫瘍性疾患などと多く、その鑑別が重要です。
- 肩の強い痛みが長く続くときは腱板断裂→P129の可能性があります。

治療　ほとんどが保存療法で軽快する。

急性期
局所の安静を保ち、温熱療法や自動介助運動などを行い、鋭い痛みがやわらいだら運動療法を始めます。
薬物療法では非ステロイド性抗炎症薬（NSAIDs〈エヌセイズ〉）が用いられますが、筋弛緩薬や気分安定薬などを併用することもあります。痛みが強い場合、ステロイド製剤やヒアルロン酸製剤の関節内・滑液包内注入が行われます。

慢性期
「動かす」ことが重要です。ＡＤＬ（日常生活動作）を活発化し、振り子運動→P46なども継続します。

手術療法
保存療法を続けてもなかなか症状が改善されないケースでは、まれに手術療法（関節鏡視下関節包解離術など）が検討されます。

看護　目標は症状の緩和とＡＤＬの回復。

- **肩関節周囲炎の経過を説明**　安静や適度の運動などによって徐々に回復していくことを理解してもらい、不安をやわらげ、運動療法を継続できるようにサポートします。
- **肩の血行促進**　入浴、ホットパックなどで温めます。
- **睡眠時は楽な姿勢を**　枕は、頸椎が生理的カーブを保てるものを使うように指導します。
- **急性期の衣類の工夫**　衣類は「かぶるもの」や「後ろにファスナーがあるもの」などは避け、また腕まわりに余裕がある服を選ぶように指導します。
- **急性期・慢性期の生活指導**　痛みが強い急性期は安静第一で、できるだけ肩に負担がかからないようにします。慢性期は、痛みのでない範囲でＡＤＬの活発性を高めていきます。

リハビリ　拘縮予防や関節可動域改善を目標に。

痛みがやわらいできたら（慢性期）、肩関節の拘縮を予防し、関節可動域を改善するための運動療法を始めます。
慢性期を過ぎたら積極的に動かす　これまで以上に肩を積極的に動かすようにして、関節の拘縮を予防します。

右肩のROM訓練
仰臥位で、患肢を支えながら頭上に伸ばします。

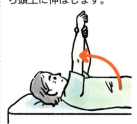

肩腱板損傷
かたけんばんそんしょう

肩関節の安定性を保っている腱板（肩甲下筋腱、棘上筋腱（きょくじょう）、棘下筋腱（きょくか）、小円筋腱）の損傷で、炎症から完全断裂まで程度はさまざまです。加齢による変性が大きな発症要因となり、40歳代以降の男性に好発し（発症のピークは60歳代）、多くは利き腕側の肩が痛みます。

原因　退行性変化が大きな発症要因になる。

中高年にみられる肩腱板損傷の多くは、腱板の加齢変性を基盤に、機械的刺激（肩の使い過ぎ）や外傷（転倒など）などが重なって生じます。

症状　筋力低下は腕の挙上困難を招く。

肩の運動障害（関節可動域制限）、運動痛、夜間痛（睡眠を妨げる）、外転力の低下などがおもな症状です。
不眠やADL（日常生活動作）の低下を招き、大きな断裂で筋力が低下すると腕が上がらなくなります（挙上困難）。
肩関節を動かすと痛みが生じます（可動痛）。肩を上げる途中で引っかかる感じを覚え、それ以上は上げられなくなります（インピンジメント徴候）。進行すると筋力低下を自覚するようになります。
五十肩との違いは、肩腱板損傷では肩関節の拘縮（こうしゅく）があまりみられない点です。

検査　確定診断にはMRI検査が役立つ。

身体所見で腱板断裂が疑われたら、単純X線撮影、超音波検査、MRI検査などを行って診断をすすめます。
MRI検査は確定診断（腱板断裂の大きさや形態の確認）に有用です。

棘上筋腱の損傷

肩の腱板でもっとも損傷が生じやすいのが棘上筋腱です。その理由は、腱板を構成する腱のなかで肩峰下腔（けんぽうかくう）というすき間を通っていて、上肢の運動中に上腕骨頭と肩峰のあいだにもっとも挟まれやすい位置にあるためです。腱板炎や滑液包炎、骨棘、肩峰の変形などが生じると、損傷が生じやすくなります。

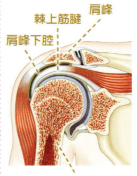

棘上筋腱／肩峰／肩峰下腔／上腕骨

治療　まず十分な保存療法を。

保存療法

肩関節の安静、日常生活指導（活動制限など）、薬物療法（NSAIDs（エヌセイズ）投与）、ステロイドやヒアルロン酸の肩峰下滑液包内注入など）、運動療法（振り子運動→P46）などを行って症状の緩和をはかります。保存療法は対症療法ですが、損傷の範囲が小さい場合には有効なことが多いので、手術の前に十分な保存療法を試みることが大切です。

手術療法

肩腱板損傷は進行性なので、高齢でも健康状態（活動性）や社会的背景、症状や損傷の程度などを考慮し、日常生活上の機能障害がいちじるしい場合には手術（腱板断裂部の修復）が行われることがあります。手術療法では、関節鏡視下肩峰下除圧術、関節鏡視下腱板修復術などが行われます。大きい断裂では、術後は3週間ほど装具で固定（肩の安静保持）をはかります。

看護　術後の装具療法とリハビリ継続への理解を。

- **外転装具で再断裂予防**　術後は3週間ほど装具を装着しなければなりません。再断裂を回避するために必要な装着期間であることを理解してもらいます。

- **回復までの経過を説明**　筋力や可動性の回復には半年以上かかり、腱板自体はさらにゆっくりと修復されていくことを伝え、リハビリの継続をサポートします。

- **術後2～3か月は運動も慎重に**　関節可動域（ROM）訓練を続けて肩関節の柔軟性の回復をはかります。本格的なROM訓練や筋力強化訓練は3か月を過ぎてから始めます。

患側の肩にバッグをかけない、重い物を持たない。

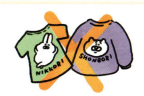
衣服は「かぶりもの」を避け、前開きのシャツや上着を。

リハビリ　時間をかけて機能を回復させる。

大きな断裂の場合、術後3週目で装具を除去して他動運動を開始し、2～3か月後から自動運動も開始します。
術後6か月ほどで重労働やスポーツ復帰も可能になります。

腰痛
ようつう

「腰痛」は日常的に多くの人が訴える症状で、それは加齢に伴って増えてきます。腰痛に悩まされて整形外科を受診する人も大勢いますが、多くが原因の特定できない腰痛症と診断されます。

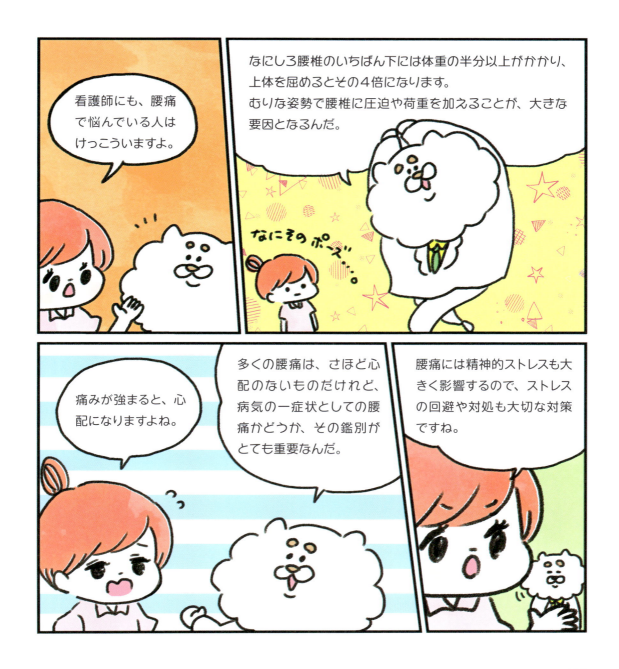

腰痛症
ようつうしょう

腰痛のなかで、明らかな原因疾患が認められないケース（非特異性腰痛）は「腰痛症」とよばれています。その基盤には不良姿勢や筋疲労、運動不足、肥満、冷え症、精神的ストレスなどさまざまな要因があり、急激に生じるもの、慢性的に痛むものなど症状の現れ方もさまざまです。

症状　原因となる疾患のある腰痛との鑑別が重要。

腰部の痛みやしびれ、だるさ、重さ、運動制限、屈曲困難などがみられます。
臨床所見、必要に応じて腰椎X線撮影、腰椎MRI検査、骨シンチグラフィー、筋電図検査などを行います。

治療　腰痛ベルトやウィリアムズ体操などで改善をはかる。

急性腰痛では、安静や安楽体位、薬物療法、神経ブロック療法、装具療法（腰痛ベルト）、ウィリアムズ体操→P136、物理療法、牽引療法（けんいん）などを行って症状の改善をはかります。
精神的ストレスの影響が強い場合（心因性）、認知行動療法などを併用し、心身両面からアプローチしていきます。

看護　腰痛予防対策を日常生活で実践。

- **腰痛を遠ざける生活指導**　ウィリアムズ体操、姿勢や持ち上げ動作、いすや机の高さの調整、作業の軽減、規則的な生活リズムなどを指導します。
- **安静は最低限にとどめる**　動けないほどの強い疼痛（とうつう）がある場合を除き、同一姿勢を続けるより活動性を維持していたほうが改善は早まります。
- **ストレスコントロール**　心理社会的要因も大きく影響するので、ストレスコントロールも重要です。

腰痛の悪循環

腰痛
↓
運動不足（不活発性）
↓
ストレスの蓄積
↓
神経過敏
↓
腰痛の悪化

急性腰痛症
（ぎっくり腰）

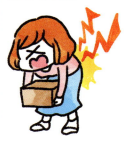

慢性腰痛
（3か月以上続く腰痛）

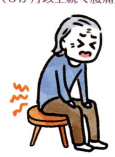

腰部脊柱管狭窄症

60〜70歳代以降に好発する、退行性変化を基盤とした疾患です。加齢にともなって生じる「椎間板の変性」「椎間関節の変形」「黄色靱帯の肥厚」などで脊柱管や椎間孔が狭まって、脊髄・馬尾神経を圧迫し、さまざまな下肢症状が現れます。

 原因 変形性腰椎症や腰椎変性すべり症が大きな原因に。

加齢変性、運動（腰椎への負荷の繰り返し）、脊椎の病気などが発症要因となります。変形性腰椎症や腰椎変性すべり症、腰椎変性側弯症によって生じるケースが多く、腰椎部の神経が狭まった脊柱管内で絞扼を受けます。
黄色靱帯は加齢に伴って肥厚や石灰化（退行性変化）し、変性が進むと脊柱管が狭まって脊髄・馬尾神経を圧迫して下肢の症状や腰痛を招きます。

腰部脊柱管狭窄症のおもな原因疾患

後天的な原因
- 変形性腰椎症
- 腰椎変性すべり症
- 腰椎椎間板ヘルニアの合併
- 外傷（椎体骨折）
- 骨粗しょう症性椎体骨折
- 腰椎変性側弯症

先天的な原因
- 軟骨無形成症による発育性脊柱管狭窄症

馬尾神経

脊髄の馬尾神経は神経の束で、左右に一対ずつ分枝して椎間孔（上下の椎体の間隙）を通り下肢に伸びています。分枝の根元の部分が神経根で、そこが圧迫されると強い痛みが生じます。

腰椎断面

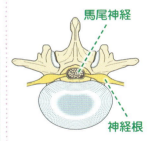

症状 間欠性跛行が特徴。

腰背部痛、下肢痛、しびれなどが現れます。
歩きはじめは無症状か軽症で、立ち続けたり、歩き続けたりすると大腿部から下の痛みやしびれが強まる傾向がみられます。前屈姿勢をとったり、腰かけたりすると下肢の症状は軽減あるいは消失し、再び歩くことができる点が特徴です（間欠性跛行）。

間欠性跛行

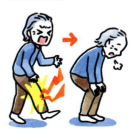

とくに腰部脊柱管狭窄症では前屈姿勢で痛みが改善します。

神経根症状と馬尾症状

両者が混在するケースもあります。

神経根症状
神経根圧迫
下肢痛や殿部痛など。
→治りがよい

馬尾症状
馬尾神経圧迫
両下肢のしびれ、膀胱直腸障害など。→治りにくい

検査　徒手検査で脊柱管狭窄を探る。

身体所見（脊椎所見、神経学的所見：筋力・反射・知覚、歩行負荷、立位負荷など）、徒手検査（ケンプテスト、ＳＬＲテスト）、単純Ｘ線撮影、ＣＴ検査、ＭＲＩ検査、脊髄造影などを行って診断をすすめます。

徒手検査　ケンプテスト陽性、ＳＬＲテスト陰性（椎間板ヘルニアを否定）で腰部脊柱管狭窄症の可能性が高まります。

ケンプテスト

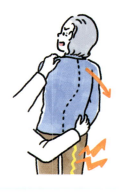

ＳＬＲテスト

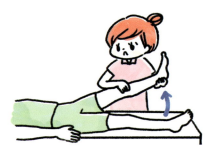

ケンプテスト
立位で、からだを斜め後方に傾けさせ、傾けた側の下肢に痛みが起こると陽性です。

SLRテスト
下肢を伸展位で挙上させ、下肢に痛みやしびれが起こらなければ陰性です。

治療　保存療法で症状の改善をはかる。

保存療法

治療は保存療法が基本で、日常生活指導、装具療法（コルセット）、理学療法、薬物療法、神経ブロック療法、運動療法などで症状の改善をはかります。

手術療法

「保存療法を続けてもなかなか症状が改善されない」「症状が

装具療法

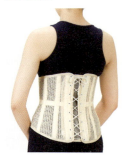

提供：KAWAMURAグループ

進行性(歩行障害がすすんで日常生活に支障をきたしている)」「両下肢に症状がみられる」「膀胱直腸障害が出現し、進行してきた」ようなケースでは、手術療法が検討されます。
手術では、おもに脊髄・馬尾神経への圧迫を除去する除圧固定術が行われます。

膀胱直腸障害
脊髄や馬尾神経が圧迫されることで排尿困難、排便困難、尿失禁などが現れます。

腰椎後方除圧固定術

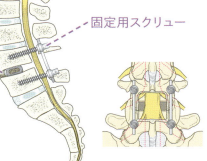

移植した骨
固定用スクリュー

手術用顕微鏡を用いて行われる手術で、現在さまざまな方法が考案されています。術後は翌日から歩行器による歩行訓練を開始します。

看護　日常生活指導や装具療法のサポートを。

- **痛みやしびれの緩和**　病気や治療に対する理解をうながし、症状をセルフコントロールできるように指導します。

- **活動性をできるだけ保つ**　過度の安静はかえって逆効果です。疼痛をコントロールしながら、できるだけ活動性を保つ(筋力低下をおさえる)ように伝えます。

- **痛みを招かない姿勢と歩行**　つえ歩行やシルバーカー使用の際、少し腰をかがめると痛みを避けられます。

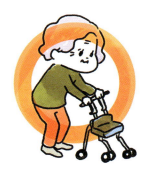 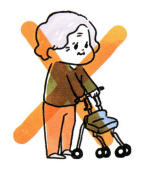

- **生活環境の調整**　腰に負担をかけず、十分な睡眠を確保できるよう、日常生活の行動や環境を見直すように指導します。

- **服薬遵守** 処方された薬は指示通り服用するように指導します。
- **術後は早期離床を** 手術療法の術後は早期離床をこころがけ、深部静脈血栓症などを予防します。

腰痛体操
腰痛体操としてウィリアムズ体操のほかに、体幹の伸筋を強化するベーラー体操もよく行われています。
骨粗しょう症を合併している場合に無理な体操を行うと、圧迫骨折を生じることもあるので注意します。

リハビリ 姿勢再教育なども行って回復をはかる。

筋力強化やADL確保のために運動療法（ウィリアムズ体操など）を行います。
痛みを招かないよう、前に少し腰をかがめた姿勢をとるように指導します。

ウィリアムズ体操

1 腹筋を強化するため、仰臥位から上体を起こします。

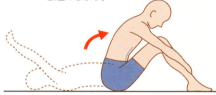

2 背筋を伸ばすため、仰臥位から両膝を胸につくようにかかえます。

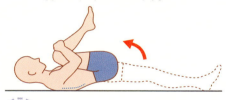

3 大殿筋やハムストリングスの強化のため、仰臥位で両手を組み、殿部を持ち上げます。

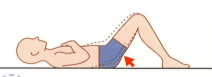

4 ハムストリングスを伸ばすため、仰臥位で片方ずつ足を上げ足先を背屈します。

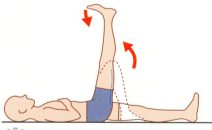

5 背筋や殿筋を伸ばすため、立位からしゃがみ込みます。

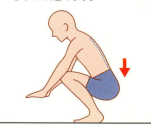

6 大殿筋、ハムストリングスを伸ばすため、両手を前につき、片方の足を伸ばします。

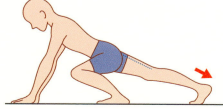

腰椎椎間板ヘルニア

腰椎の椎間板（第4・第5腰椎間や第5腰椎・仙椎間の椎間板に好発）の線維輪から髄核が突出・脱出して神経根や脊髄を圧迫し、腰痛、下肢痛、しびれなどが起こります。
20～40歳代の男性に多くみられます。

原因　椎間板変性が基盤。

椎間板の線維輪に亀裂が生じ、髄核が亀裂から突出・脱出することで神経根や脊髄（馬尾神経）を圧迫します。

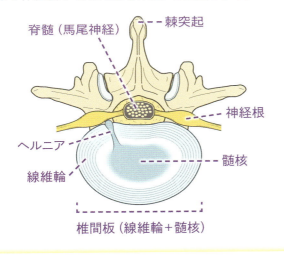

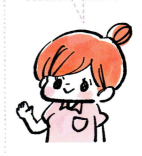

加齢による椎間板の変性を背景に、仕事、スポーツ、外傷などの負荷によって発症します。

症状　激しい腰痛から始まる。

重い荷物を持ち上げるときや腰をひねるときに、激しい腰痛を起こします。ぎっくり腰として始まることがあり、2～3週間は激しい痛みで動けません。また、徐々に発症するケースもあります。
痛みが軽減してくると、鈍い腰痛や足のしびれを感じます。
中腰姿勢で激しい痛みを感じます。そのため、歩行、更衣、トイレや入浴などで支障をきたします。急性期には、背中を伸ばしたり、側臥位で安静にしていると痛みを軽減できます。

検査　疼痛誘発テストで確認。

他の病気と鑑別するために、X線検査、筋電図検査、脊髄腔造影検査（ミエログラフィー）、血液検査などを行います。MRI検査によって、ヘルニアの位置や形状を確認します。
問診で、疼痛の程度や痛みの起こる姿勢を確認します。SLRテストやFNSテストで痛みが発生するかどうかを調べます。

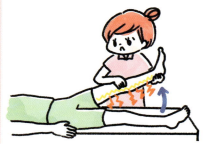
SLRテスト
腰からつま先まで疼痛が走る。

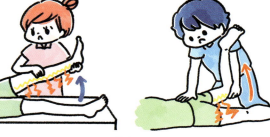
FNSテスト
大腿前面に痛みが広がる。

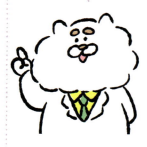

造影検査の際には、造影剤によるショックに対応できる準備を！

疼痛誘発テストと原因
SLRテストが陽性になる場合、第4～5腰椎間や第5腰椎～仙骨間のヘルニアが、FNSテストが陽性になる場合、第2～3腰椎間のヘルニアが疑われます。

治療　保存的治療が中心！

保存療法

腰の安静のため腰椎コルセット→P134を装着します。疼痛が軽減してくれば、腰の牽引を行うことがあります。また、マッサージしたり、患部を温めたり、低周波や超音波をあてたりする理学療法を行うこともあります。
疼痛に対しては、神経障害性疼痛治療薬、非ステロイド性抗炎症薬、筋弛緩薬の投与、麻酔薬やステロイドを神経周囲に注射する硬膜外ブロックや神経根ブロックなどを行います。

手術療法

保存療法を3か月以上行っても疼痛が改善されない場合、麻痺が強い場合、膀胱直腸障害がみられる場合、何度も症状がくり返す場合などには、ヘルニア摘出手術を行います。
内視鏡下手術や顕微鏡下手術でヘルニア部分を摘出する内視鏡下椎間板摘出術（MED）が一般的です。

膀胱直腸障害
便秘、排尿困難、頻尿などがみられます。

看護　中腰姿勢を避けましょう。

保存療法時

- 急性期には、側臥位で安静を保ちます。日常生活では、中腰の姿勢は避けるように、また布団やマットレスは硬めのものを使用するよう指導します。
- 薬によって、ふらつきや眠気を起こすことがあるので、自動車の運転や高所などの危険を伴う作業は避けるように指導します。また、高齢者では服薬後の転倒に注意するよう説明します。
- 神経根ブロックの後には、30分ほど安静にしてもらい、直後、15分後、30分後に血圧を測定し、状態を観察します。また、下肢のしびれや筋力低下によって、転倒しないよう介助します。神経根ブロック当日は、入浴を控えるように指導します。

手術療法時

- 手術前後の経過を患者に説明し、不安を軽減しておきます。また、疼痛があるときは、がまんしないで看護師に伝えるよう説明しておきます。
- 術後には、感染症、術後血腫、血栓症などの合併症の有無・程度を観察します。
- 感染予防のために無菌操作の徹底と衛生指導を行います。
- 血腫予防のためにドレーンの管理を行います。
- 血栓症予防のためには足関節の足底屈運動の指導などを行います。
- 患者の状態によってコルセットを装着させます。
- 患部が止血する術後2日ほどはドレーンをつけたままで過ごしますが、離床を始めます。その際、ドレーンが抜けたり、折れ曲がったりしないように注意します。また、離床までは、体位変換に介助が必要で、腰をねじらないように注意して、寝返りを助けます。
- 離床を始めます。側臥位から両足をベッドから降ろして、座位になります。患者の状態によって、車いす、歩行器などを用意し、初回の歩行はかならず付き添い、転倒に注意します。

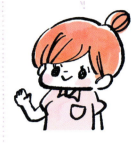

転倒を防ぐことが大切です。

術後のPoint

- □ 感染予防
- □ 血腫予防
- □ 血栓症予防

- 退院へ向けて、日常生活での注意を指導します。
  - □ 中腰の姿勢をなるべくとらない。
  - □ 荷物を持ち上げるときは、膝を曲げ、腰を落として、からだ全体で持ち上げる。
  - □ 腹筋の強化や運動療法を行う。
  - □ いすは座面の硬いいすにし、深く腰掛ける。
  - □ 寝具は硬めのものを使い、仰向けの場合は、膝の下にクッションなどを置く。
  - □ かかとの高い靴は避ける。
  - □ 標準体重の範囲に体重をコントロールする。

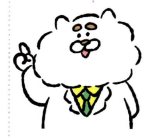

約8割は自然に軽快するといわれていますが、再発することもあります。手術後、3～12か月くらい通院するのが通例です。

リハビリ　腰背部の筋肉強化。

術後1～2週間で退院します。その間、歩行、更衣、トイレや入浴などの自立を目指して、リハビリテーションを行います。腰痛を防ぐために、ウィリアムズ体操→P136などで腰背部の筋肉を強化します。

罨法

損傷部や疾患部に温熱や寒冷の刺激を与えることで、疼痛、腫脹、循環障害などを軽減させ、安静・安楽などをはかる保存療法です。

温罨法　損傷部に温熱を与える治療法です。血管を拡張させて循環を促進し、疼痛緩和、緊張した筋肉の緩和などをはかります。

種類	用具
乾性温罨法	極超短波、カイロ、湯たんぽ、電気毛布、電気あんか、赤外線など。
湿性温罨法	パラフィン浴、バイブラバス、温湿布(パップ剤やプラスター剤)、温タオルなど。

冷罨法　損傷部に寒冷を与える治療法です。血管を収縮させて循環を抑制し、解熱や炎症緩和、鎮痛などをはかります。

種類	用具
乾性冷罨法	アイシングマシン、氷嚢、氷枕・水枕など。
湿性冷罨法	冷湿布(パップ剤やプラスター剤)、冷タオルなど。

変形性股関節症

疾病や外傷などによって股関節の関節軟骨がすり減り、滑膜の炎症が続発して軟骨下骨の変性・破壊を招く病態です。女性に好発し、40～50歳代での発症が多くみられます。変形性股関節症は進行性なので、治療を受けずにいると機能障害がすすみ、ADL（日常生活動作）に支障をきたすようになります。

原因　加齢に伴う一次性のケースも増加している。

明らかな原因がない（股関節に形状の異常はみられない）一次性の変形性股関節症は、高齢者に多く、加齢変化や体重増加などが大きな要因とされます。
中高年で発症のケース（とくに女性）では、発育性股関節形成不全や臼蓋形成不全といった先天性の疾患が原因となる二次性の変形性股関節症が多くみられます（約6割）。

変形性股関節症の発生機序

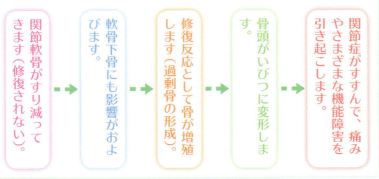

関節軟骨がすり減ってきます（修復されない）。 → 軟骨下骨にも影響がおよびます。 → 修復反応として骨が増殖します（過剰骨の形成）。 → 骨頭がいびつに変形します。 → 関節症がすすんで、痛みやさまざまな機能障害を引き起こします。

発育性股関節形成不全
乳児期に股関節が脱臼しているケースで、以前は先天性股関節脱臼といわれていた病態です。

臼蓋形成不全
乳児期に股関節の骨盤側（臼蓋）の発育が不十分で、股関節の屋根のかぶりが浅いまま成長する病態です。

おもな危険因子
- 家族歴
- 肥満
- 重労働
- スポーツ活動

肥満は変形性股関節症の大きな危険因子となります。

症状　トレンデレンブルグ徴候がみられる。

股関節の痛みは、立ち上がる、歩くといった負荷でとくに強まります。持続痛や、進行すると夜間痛もみられます。
関節可動域（ROM）が制限され、歩ける距離が短くなる、患側の脚長が短くなるといった症状が現れます。
トレンデレンブルグ徴候（跛行）→P142が生じます。

トレンデレンブルグ徴候

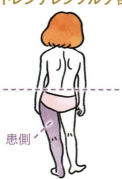

患側

股関節の脱臼や亜脱臼で中殿筋に機能不全が生じ、患側の片脚立位をとらせると反対側の骨盤が下がるという異常傾斜を招く状態です。その状態で歩くと歩行中にも骨盤の傾斜が異常となるトレンデレンブルグ跛行が起こります。

ADLの低下

- 長時間の立位や歩行が困難になる。
- 階段の昇降には手すりを要する。
- 正座ができなくなる。
- 和式トイレが使えない。
- 靴下をはきにくい。
- 足の爪が切りにくい。

といったことで、ADLが低下してきます。

検査　特徴的な身体所見と画像検査などで診断。

股関節単純X線撮影で重症度の評価をします。CT検査やMRI検査なども有用です。

特徴的な身体所見

鼠径部（そけいぶ）の痛み
股関節の関節可動域制限
脚長差
筋萎縮
トレンデレンブルグテスト陽性（上図）
パトリックテスト陽性

パトリックテストで膝を屈曲、股関節を外旋させて、圧迫すると股関節に痛みが現れます。

脚長差

患側の脚が健側より短くなり（脚長差が生じる）、歩行時は患側がつま先立ちになります。

X線像

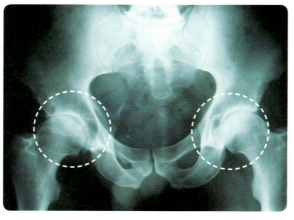

両方の股関節に変形（関節裂隙の狭小化）がみられます。

提供：RM/PPS

X線像と病期

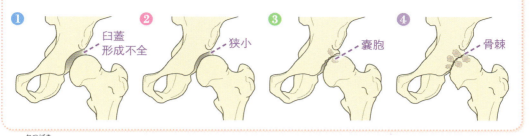

関節裂隙の状態などから病期を分類します。

1. **前期股関節症**　小さな変形などが認められます。
2. **初期股関節症**　軟骨が薄くなり、関節裂隙の狭小化がみられます。
3. **進行期股関節症**　関節裂隙の狭小化が顕著になり、嚢胞（空洞）が認められます。
4. **末期股関節症**　関節のすき間がなくなり、骨硬化、嚢胞や骨棘の形成が顕著で、関節全体が変形しています。

治療　進行したケースでは手術療法が検討される。

保存療法で改善をはかりますが、進行したケースでは積極的に手術療法が行われます。

保存療法

局所の安静、日常生活指導（股関節への負担軽減、とくに体重管理）、薬物療法、筋力強化訓練や関節可動域（ROM）訓練などの運動療法、装具療法、つえの使用などを行って症状の改善をはかります。
運動療法では、ストレッチング、水中歩行や水泳（平泳ぎは禁忌）などが効果的です。

手術療法

保存療法で改善がみられないケースでは手術療法が検討されます。
自分の関節を温存できる骨切り術と、人工関節に置き換える人工股関節全置換術（THA）があります。
「50歳以上の進行期・末期股関節症」では、おもに人工股関節全置換術が行われます。

看護 股関節への負担を軽減させることが重要。

- **「進行性疾患」であることを説明** 病状が進むとQOL（生活の質）が著しく低下することを理解してもらい、早期治療の重要性を伝えます。
- **日常生活で股関節に大きな負担をかけない工夫**

- □ 体重コントロール。できるだけ標準体重に近づけるようにする。
- □ つえの使用で荷重を減らす。
- □ 階段の昇降は頻繁に行わない。"飛び降りる"といった動作は避ける。
- □ 保温をこころがける。
- □ 重い荷物はなるべく持たない。ショッピングカートなどを利用する。

手術療法後

- **深部静脈血栓症の予防** 人工股関節全置換術の術後は合併症の予防を徹底します。
- **術後の体動制限** 内旋や屈曲など、股関節に負担のかかる体動は制限されることを説明します。患肢を保持しながら、体位交換は積極的に行います。
- **脱臼予防** 人工股関節の脱臼を起こしやすい姿勢と、それを回避するための方法について指導します。
- 人工股関節の耐用年数（10～20年）について説明します。
- 公的支援などの情報を提供します。
- 人工股関節にかえた人には、身体障害者手帳、介護保険、自立支援医療、障害年金などについての情報を提供します。

脱臼予防

アブダクションピローによって寝返り時の脱臼を防ぎます。

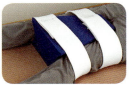

提供：酒井医療（株）

リハビリ 合併症予防と機能回復のために。

ROM訓練
股関節のひねり・過伸展・過屈曲に注意して行います。

歩行訓練
転倒に十分注意し、2cm以上の脚長差がある場合は、靴で調整します。

筋力強化訓練
股関節周囲筋群、とくに外転筋の強化を行います。

変形性膝関節症

加齢（退行性変化）や肥満などによる膝の関節軟骨の変性や摩耗を基盤に生じる非炎症性疾患で、50歳代以降の女性（とくに太っている人）に好発します。高齢化に伴って患者数は増加しています。発症するとADL（日常生活動作）の低下を招き、進行すると閉じこもりや寝たきりの大きな要因になります。

原因　加齢や肥満が大きな発症要因になる。

基礎疾患を特定できず、膝関節の関節軟骨の変性をもとにしたケース（一次性）が約9割を占めます。そこには肥満や体質（遺伝的素因）もかかわっていると考えられています。
関節軟骨や半月板の変性（弾力性が低下したり、すり減ったり）によって、徐々に膝関節が変形していきます。
変形性関節症のなかで膝関節症がもっとも多くみられますが、その理由のひとつとして大きな可動域と大きな荷重という膝特有のきびしい力学的環境や、高齢化による骨粗しょう症の増加などが指摘されています。

膝関節の変形

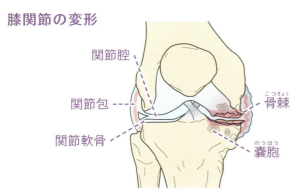

原因による分類

一次性変形性膝関節症	二次性変形性膝関節症
原因が特定できないもので、加齢、性別（とくに女性）、体質、骨密度、肥満、ホルモンバランスなどの複数の因子が重なって（影響しあって）発症すると考えられます。	原因が特定できるもので、外傷（骨折、半月板損傷、靭帯損傷など）や炎症性疾患（関節リウマチなど）、化膿性関節炎、骨壊死、代謝・内分泌疾患（痛風など）などに起因して発症するケースです。

症状 進行すると跛行がみられる。

運動時の膝の痛み、腫脹（関節水腫）、関節可動域（ROM）制限などが現れます。
骨の変形がすすむと関節が変形し（内反膝あるいは外反膝）、跛行（歩行困難）がみられます。
膝の内側に起こる変性が多くみられます。

痛みの特徴

初期 こわばりを覚え、立ち上がったときや歩き始めたときに痛みます。

中期 正座やしゃがんだ姿勢、階段の昇降（とくに降りるとき）などがつらくなります。

末期 安静時や就寝時にも痛みを覚えるようになります。膝の伸展が困難になり、内反膝（O脚）となって歩行に支障をきたします。

検査 膝蓋跳動テストで膝関節の水腫を確かめる。

身体所見（膝の内側の圧痛、関節可動域、腫れや内反膝などの確認）、単純Ｘ線撮影、ＭＲＩ検査、膝蓋跳動テスト、必要に応じて関節液検査、血液・尿検査などを行って診断します。
Ｘ線に関節軟骨は写りませんが、関節裂隙の狭小化、関節面の不整、軟骨下骨の硬化、骨棘などから病期（ステージ）を判断します。

MRI

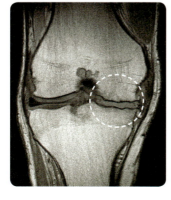

大腿骨と脛骨の関節軟骨が摩耗し、内側の関節裂隙の狭小化があきらかです（ステージ3）。
提供：RM/PPS

ステージ

0 正常。

1 小さな骨棘や軟骨下骨の硬化が認められます。

2 はっきりとした骨棘があり、関節裂隙の狭小化が疑われます。

3 関節裂隙狭小があきらかになっています。

4 関節裂隙が消失し、骨に変形が生じています。

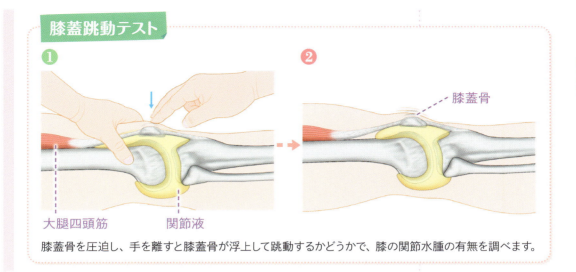

膝蓋跳動テスト

① **②**

膝蓋骨
大腿四頭筋　関節液

膝蓋骨を圧迫し、手を離すと膝蓋骨が浮上して跳動するかどうかで、膝の関節水腫の有無を調べます。

治療　歩行困難のケースでは手術療法も検討される。

保存療法で改善をはかりますが、進行したケース（保存療法では改善されないケース）では手術療法が検討されます。

保存療法

日常生活指導（とくに体重コントロール）、運動療法（大腿四頭筋の筋力強化訓練、硬くなったハムストリングスなどの筋肉のストレッチなど）、温熱療法、装具療法（ニーブレース）、つえの使用などを行います。
また、薬物療法（消炎鎮痛薬の内服）、関節内注射療法（ステロイド剤やヒアルロン酸製剤の関節内注入）なども行います。

手術療法

「病状がすすんで歩行が困難」「歩けてはいるが痛みが耐え難い」「ＡＤＬが著しく低下している」といったケースでは、手術療法が検討されます。
手術療法では、関節鏡視下手術（関節鏡視下デブリードマン）、高位脛骨骨切り術（関節を温存。下肢の内反膝を修正）などを行います。
変形が高度の場合、人工膝関節単顆置換術（膝関節の内側部分を置換）や人工膝関節全置換術（膝関節の全体を置換）などが行われます。

装具療法（ニーブレース）

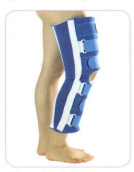

提供：アルケア（株）

看護　リハビリの取り組みを十分にサポート。

日常生活での注意点

- 大腿四頭筋の筋力強化をはかる。
- ROM訓練を継続する。
- 正座やしゃがみ込みはしない。
- 肥満であれば減量をこころがけ、標準体重に近づけていく。
- エアコンなどの冷気に注意。できるだけ膝を温めて血行改善をはかる。
- 生活環境を見直す。和式の生活動作は避け、洋式トイレ、いすとテーブルなどを使うようにする。

人工膝関節置換術後

- **疼痛緩和**　安楽体位をとり、痛みはがまんせずに申し出るように、しびれや麻痺を自覚したらすぐ申し出るように伝えます。
- **術後感染症の予防**　創部の清潔を保ち、創部に触れないように、絆創膏をはがさないように指導します。
- **深部静脈血栓症の予防**　弾性ストッキングの装用、フットポンプの使用、下肢挙上、積極的な足くびの自動運動、水分補給などで血栓症の予防をはかり、「早期離床の重要性」「過度の安静のリスク」を説明します。
- **リハビリへの重要性を説明**　術後は早期にリハビリを開始するので、その重要性を十分に理解してもらい、意欲的に取り組めるようにサポートします。
- **移乗や移動の際の安全確保**　車いす、松葉づえ、歩行器の使用時には安全確保をはかります。
- **転倒予防**　見守り・サポートを徹底して、転倒を予防します。

リハビリ　早期リハビリで機能回復をはかる。

手術翌日から、CPM装置などで持続的他動運動を始めます。状態に応じて、ROM訓練、大腿四頭筋に対する筋力強化訓練などを行います。

CPM装置
（持続的関節他動運動装置）

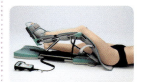

提供：酒井医療（株）

特発性大腿骨頭壊死症

血流が低下して大腿骨頭の一部が壊死におちいり（阻血性壊死）、やがて痛みが現れて股関節の機能が著しく低下する病態で、阻血の原因となる疾患（骨折や脱臼など）が特定できないケースです。おもに青年期・壮年期に発症し、QOL（生活の質）に大きな影響をもたらします。

原因　ステロイド投与や飲酒などが危険因子に。

阻血性壊死の明らかな原因は特定できませんが、誘因・要因（危険因子）として、他の疾患の治療におけるステロイドの大量投与、長期におよぶ大量飲酒などがあげられます。そのような危険因子のないケースが狭義の特発性とされます。

特発性大腿骨頭壊死症の発生機序

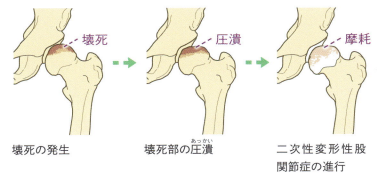

壊死の発生　→　壊死部の圧潰　→　二次性変形性股関節症の進行

壊死の発生から症状の発現までは、長ければ数年の時間差がみられます。

指定難病

特発性大腿骨頭壊死症は厚生労働省の指定難病となっていて、医療費の公的補助が受けられます。

血管内皮細胞の機能障害

近年の研究では「血管内皮細胞の機能障害」が発症要因のひとつにあげられています。

症状　自覚症状が現れたときが発症となる。

大腿骨頭に圧潰が生じると自覚症状が現れてきます（この時点が発症です）。初期症状は股関節部の急性の痛みで、腰や殿部、膝に痛みが起こることもあります。
進行すると股関節の可動域制限や疼痛による跛行がみられるようになります。

検査　画像と骨生検で診断を行う。

単純X線撮影、MRI検査、骨シンチグラフィー、骨生検などを行って診断をすすめます。
単純X線画像で異常がとらえられない早期でも、MRI上は異常所見が認められます。

X線像

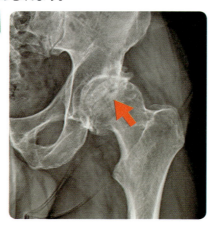

左の大腿骨頭に壊死（矢印）がみられます。

提供：RM/PPS

治療　病型や病期、年齢や活動性などを考慮して選択。

年齢、職業、活動性、ほかの病気、病型や病期などを考慮して治療方法を選択します。
「症状が軽度」「とくに進行がみられない」「予後良好の病型」といったケースは、保存療法（安静、投薬、つえの使用など）で改善をはかります。
自覚症状が強く現れていて、圧潰が進行している（あるいは進行が予測できる）場合には手術療法が検討されます。

保存療法

免荷療法（つえの使用）、日常生活指導（体重管理、歩行制限、重いものは持たない・運ばないなど）、疼痛に対する薬物療法、疼痛が強いときの安静などを行って改善をはかります。

手術療法

若年層では関節温存術（骨切り術）が行われることがあります。「壊死範囲が大きい」「骨頭の圧潰が進行している」「高齢」といったケースでは人工股関節置換術が行われます。

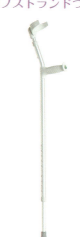

ロフストランドづえ

提供：酒井医療（株）

看護　病気への理解と術後の脱臼予防。

- **免荷歩行はロフストランドづえや松葉づえで行う。**
- **体重コントロール**　肥満の場合は減量をこころがけ、できるだけ標準体重に近づけていくように指導します。
- **生活環境の調整**　なるべくテーブルといす、ベッド、洋式トイレなど、股関節に負担の少ない生活スタイルとするようにうながします。
- **できるだけ「前屈み」にならない**　たとえば腰かけているときはできるだけ前屈みにならないように、洗髪のときは上向きで行うように指導します。

人工股関節置換術後

- **下肢の外転を保つ**　術後3週間は股間にアブダクションピロー→P144を用います。その後はビーズクッションや抱き枕などをはさむようにして外転を保持します（6～8週間）。
- **術後感染症や深部静脈血栓症の予防をはかる。**
- **脱臼予防のための禁忌肢位や動作を指導**　脚の屈曲・内転・内旋、あるいは伸展・外転・外旋の動きは脱臼の危険性が高いことを伝えます。また術後6～8週までは、脚を交差させないように注意します。

社会資源の活用

指定難病なので、さまざまな医療福祉制度の対象となります。また人工股関節置換術を受けた人には、身体障害者手帳、介護保険、自立支援医療、障害年金などについての情報を提供しましょう。

禁忌肢位

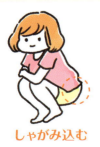

しゃがみ込む

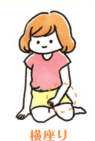

横座り

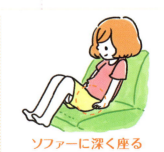

ソファーに深く座る

リハビリ　早期リハビリで機能回復をはかる。

状態に応じて、ROM訓練、筋力強化訓練、歩行訓練などを行います。

特発性大腿骨頭壊死症

第3章　運動器疾患の看護

骨髄炎
（こつずいえん）

骨髄が細菌感染によって化膿性（かのうせい）の炎症を招いた病態（感染症）です。化膿菌の感染ルートは血行性感染、直接感染、間接感染があり、人工関節や褥瘡（床ずれ）なども骨髄炎の誘因となりえます。大腿骨（だいたいこつ）や脛骨（けいこつ）、上腕骨などの骨端部に好発します。

原因　骨髄に細菌が感染して起こる。

骨髄への黄色ブドウ球菌などの感染によります。

骨髄炎の感染ルート

血行性感染	感染症（扁桃炎（へんとうえん）や中耳炎、尿路感染症、歯髄炎・歯槽骨炎（そうこつ）炎など）の起因菌が血流によって骨髄に感染します。小児に多くみられます。
直接感染	骨まで達する深い外傷や開放骨折、骨の手術などによって骨髄に細菌が直接侵入します。褥瘡が深くなったときにも起こります。
間接感染	周辺の感染巣（化膿病巣）や感染した人工関節などから、炎症が近くの骨（骨髄）に波及してきます。

高齢者（中高年）の化膿性脊髄炎

脊髄の周囲が化膿して神経を圧迫する病態です。糖尿病や慢性腎臓病などで免疫力が低下しているときに生じやすくなります。

症状　徐々に症状が現れることが多い。

急性の化膿性骨髄炎は激痛を伴いますが、症状が徐々に現れてくる亜急性のケースも多くみられます。慢性化膿性骨髄炎は長い期間をかけてゆるやかに進行し（数か月から数年）、骨痛や圧痛、排膿を伴う瘻孔（ろうこう）が生じてきます。

急性化膿性骨髄炎のおもな症状

局所症状
- 激しい疼痛（とうつう）
- 圧痛
- 熱感
- 皮膚の発赤（ほっせき）
- 軟部組織の腫脹（しゅちょう）
- 浮腫など。

全身症状
- 悪寒（おかん）
- 発熱
- 倦怠感（けんたいかん）
- 食欲不振
- 体重減少など。

急性化膿性骨髄炎

起因菌として多くを占めるのが黄色ブドウ球菌ですが、薬剤耐性菌の出現・増加によってMRSA（メチシリン耐性黄色ブドウ球菌）による発症もみられます。

慢性化膿性骨髄炎

幼児期に発生した急性化膿性骨髄炎が、成人になって慢性化するケースがみられます。

検査　培養検査で起因菌を同定。

病歴の聴取、身体所見、血液検査や骨生検による培養（起因菌同定）、画像検査（単純X線撮影、MRI検査、骨シンチグラフィー）、瘻孔造影検査（慢性の場合）などを行って診断をすすめます。MRI検査は確定診断に有用です。

血液検査
白血球数……増加
赤沈…………亢進
CRP………陽性
血液検査では炎症性変化が認められます。

治療　急性化膿性骨髄炎はすみやかに治療を開始。

急性発症のケースでは、すみやかに抗生物質の投与を始めることが重要です。

保存療法
固定による局所安静、冷湿布、薬物療法（抗菌薬の投与）などを行って症状の改善・進行の抑制をはかります。

手術療法
骨髄内にたまった膿を排除するための排膿や壊死組織の除去・清浄化、腐骨摘出術などが行われます。
慢性化膿性骨髄炎では、高気圧酸素療法が併用されることもあります。
なかなか炎症が治まらないケースでは、持続洗浄療法が行われます。

高気圧酸素療法を受けられない人
- かぜなどで耳抜きができない。
- 耳や鼻に病気がある。
- 下痢などおなかの具合が悪い。
- ペースメーカー使用。
- 閉所恐怖など、狭いところが苦手。
- 血圧が高く、気分が悪い。
- 妊娠中。
- ぜんそく発作中。
- 肺疾患がある。

看護　安静中の活動量低下に注意する。

- 持続洗浄療法ではベッド上の安静が続き、活動量が低下してストレスも大きくなります。気分転換のために、たとえば音楽や動画などの視聴をすすめ、また手仕事などをして、洗浄チューブに影響を与えない範囲で活動量を増やす工夫をします。
- 入浴できないケースでは、こまめに清拭し、清潔をたもつようにします。
- 臥床が長期間になることもあるので、褥瘡（床ずれ）に十分注意しましょう。

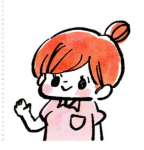

第3章　運動器疾患の看護

関節炎

関節の炎症を起こす病気は、変形によるもの、感染によるもの、外傷によるものなどさまざまです。
感染性の関節炎では、細菌やウイルスなどの感染による急性化膿性関節炎や結核菌による結核性関節炎があげられます。

原因　黄色ブドウ球菌による化膿性関節炎が多い。

化膿性関節炎は関節内に病原微生物が侵入（炎症が波及）して炎症を起こす病態で、関節軟骨が破壊されていきます。起因菌として多いのは黄色ブドウ球菌や連鎖球菌で、ほかには肺炎球菌やMRSA（メチシリン耐性黄色ブドウ球菌）などがあげられます。膝関節、肩関節、股関節に好発します。

症状　全身症状もみられる。

急性化膿性関節炎では、関節の強い痛み、圧痛、運動痛、腫れ、熱感、発赤、関節可動域（ROM）制限などが現れます。発熱や食欲低下などの全身症状もみられます。
関節に膿がたまれば、X線像で関節裂隙が開大し、軟骨破壊を生じれば、その後徐々に裂隙は狭小化します。さらに軟骨下骨の萎縮から骨破壊、変形、強直へと進行します。

検査　血液検査で炎症反応がみられる。

血液検査では、白血球数増加、CRP上昇、赤沈亢進などを認めます。
関節穿刺では、起因菌の検出を行います。
膝では関節水腫を確かめるために、膝蓋跳動テストを行います。
画像検査では、単純X線撮影、CT検査、MRI検査、ガリウムシンチグラフィーなどを行って診断をすすめます。

感染性関節炎の感染ルート

血行性
肺炎、尿路感染症など。
直接
外傷、手術、関節穿刺など。
間接
骨髄炎、人工関節の感染など。

結核性関節炎

結核病巣から結核菌が膝関節や股関節などへ血行性に感染して炎症を起こします。股関節に結核性関節炎が生じると、初期症状として随意性跛行（意識すれば起こらない跛行）が現れますが、やがて痛みを避けるような逃避性跛行にかわっていきます。

膝蓋跳動テスト

膝蓋骨を軽く圧迫し、手を離して膝蓋骨が振動すると陽性です→P147。

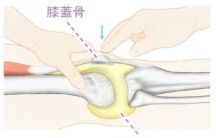

治療　痛みをやわらげ、関節の機能低下を最小限に。

急性化膿性関節炎は進行性で、関節軟骨は破壊されやすく、進行すると機能の修復が困難になるので早期診断（発見）・早期対処が大切です。

局所の安静、抗生物質の投与が基本ですが、早期にドレナージによる関節内の減圧や関節腔の持続洗浄、感染した滑膜の切除などを行うことが重要です。

炎症を鎮静化できたら関節運動を開始して、関節機能の回復をはかります。

看護　長期の看護になることも。

- 持続洗浄療法では、ベッド上の安静が続き、活動量が低下してストレスも大きくなります。気分転換をはかれるような環境をつくり、洗浄チューブに影響を与えない範囲で活動量を増やす工夫をします。
- 臥床が長期間になることもあるので、褥瘡（床ずれ）に気をつけ、こまめな清拭などで清潔を保ちましょう。

リハビリ　持続的他動運動（CPM）から始める。

急性期にはCPM装置→P148を使った他動運動を行い、筋収縮などを防ぎます。

回復期には関節機能の維持のためにROM訓練、筋力強化訓練などを行います。

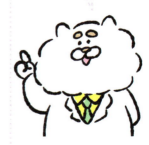

頻度は減ったものの、日本は依然として結核のまん延国で、毎年新たな発生がみられます。

第3章　運動器疾患の看護

骨粗しょう症

「骨の強度が低下して骨の脆弱性が増し、骨折の危険性が高まる病態」が、WHO（世界保健機関）による定義です。組織の器質的異常はなく、骨梁がスカスカになった状態で、骨粗しょう症と合併症の脆弱性骨折は大きな介護要因となり、QOL（生活の質）をいちじるしく低下させます。

原因　原発性と続発性の骨粗しょう症がある。

原発性骨粗しょう症のおもな発症要因は加齢（退行性変化）と閉経、体質（遺伝的素因）、環境要因（生活様式や栄養など）です。女性は男性の3倍ほど発症しやすいとされます。また、喫煙も危険因子のひとつにあげられます。

骨強度の低下

「カルシウムやビタミンD、Kの摂取不足」「骨吸収の亢進（骨形成が追いつかない）」「骨質の劣化（加齢によるコラーゲンの劣化）」「骨リモデリングの頻度亢進（石灰化が不十分）」などが要因となります。

症状　脊椎圧迫骨折を起こすと円背などがみられる。

軽微な力でも骨折を起こしやすくなります。
脊椎椎体の圧迫骨折→P59を起こすと、腰背部痛、脊椎の後弯変形（円背）、運動障害などがみられます。
円背が進むと肺や内臓の機能も低下します。

続発性骨粗しょう症

特定の疾患や薬剤が原因となります。
- 甲状腺機能亢進症
- 副甲状腺機能亢進症
- 性腺機能不全
- 関節リウマチ
- 糖尿病
- 慢性腎臓病
- 薬剤性（ステロイド、メトトレキサート、ヘパリン、ワルファリンなど）

検査　骨密度がYAMの80%未満の場合は鑑別診断を。

病歴、身体所見、血液・尿検査（骨代謝マーカー）、骨密度測定、X線撮影（骨折や変形の確認）、CT検査、MRI検査などを行って診断をすすめます。
X線撮影では、椎体骨折に注意して脊椎をとくに確認します。

YAM

Young Adult Mean。骨密度を若年層（20〜44歳）の平均値と比較した割合。

治療　QOLの観点から治療を選択。

食事療法、運動療法、薬物療法、生活指導が治療の基本です。脆弱性骨折を起こした場合には手術療法も検討されます。
急性腰痛には安静と理学療法、コルセット装用などを行い、薬物療法では骨量の減少をおさえます。

保存療法

食事療法　カルシウム、ビタミンD、Kの摂取によって骨量減少を抑制します。

運動療法　骨へ適度な力学的負荷をかけて骨量を保ち、骨折を予防します。また日中のウォーキング、日光浴などでビタミンDの体内産生を高めます。

薬物療法　骨形成の促進薬、骨吸収の抑制薬を投与し、骨量の減少を抑制します。おもな骨粗しょう症治療薬として、ビスホスホネート薬（骨吸収抑制）、選択的エストロゲン受容体調整薬（ラロキシフェン）、デノスマブ（抗RANKL抗体薬）、副甲状腺ホルモン薬（骨形成促進）、不足した栄養素補給としてカルシウム薬、活性型ビタミンD_3薬、ビタミンK_2薬などがあげられます。

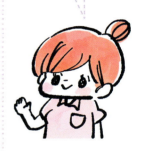

日光浴の目安は、夏は木陰などで30分、冬は屋外で1時間くらいです。

看護　生活指導と転倒予防。

保存療法時

- **生活習慣の見直し**　有酸素運動や筋力強化訓練の継続、カルシウムやビタミンD、Kの摂取、禁煙・適量の飲酒（喫煙や過度の飲酒は骨粗しょう症のリスクを高めるため）などを指導します。

- **転倒予防**　転倒は脆弱性骨折（大腿骨近位部骨折→P67、橈骨遠位端骨折→P55）の大きな危険因子となり、骨折が閉じこもり・寝たきりにつながることを理解してもらいます。

- 日常的に歩行などの軽い運動をうながすことで、転倒防止効果をねらいます。

リウマチ性疾患

広義の「リウマチ」は、おもに結合組織に変性が生じ、関節や骨、筋肉などの運動器に炎症や疼痛、機能障害を招く疾患群（リウマチ性疾患）をさします。そこにはさまざまな病気が含まれますが、なかでも関節リウマチの患者数が多くなっています。

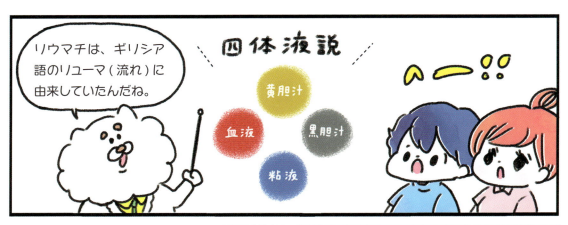

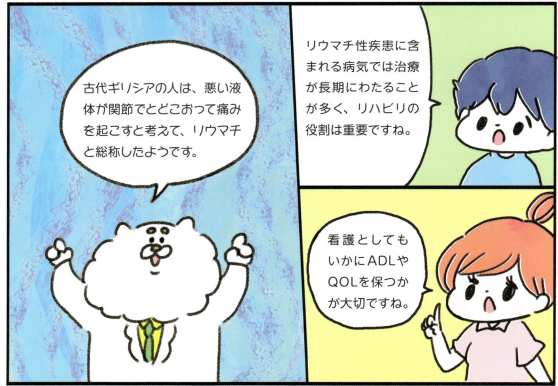

関節リウマチ

おもに手足の関節の滑膜に炎症が持続して腫れや痛みを招く全身性の炎症性疾患で、自己免疫疾患のひとつです。男女比は1対4で女性に多く、30～50歳代に発症のピークがあります。近年は治療法の進歩で、寛解を目指せるようになっています。そのためにも早期診断・早期の治療開始が重要です。

原因　遺伝的素因（体質）が大きなかかわりをもつ。

原因は明らかにされてはいませんが、遺伝的素因（体質）がかかわっていることは確かで、さらに環境要因が重なって免疫機能に異常が生じ、発症にいたると考えられます。また喫煙や歯周病なども発症や進行にかかわっているとされています。

関節リウマチの病態

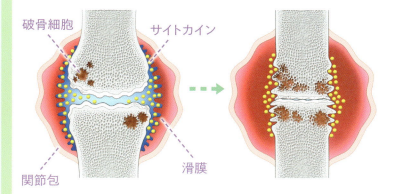

免疫細胞が産生する炎症性サイトカインの作用で関節滑膜に炎症が続き、腫れや痛みが生じます。進行すると破骨細胞も活性化され、関節（骨や軟骨組織）の破壊・変形をきたします。

関節リウマチの発生機序
- 免疫系の異常（自己免疫現象）
- 遺伝的素因
- 感染微生物（細菌やウイルス）
- 環境因子
- 喫煙

関節の腫れや痛みを招く。

関節の破壊・変形をきたす。

悪性関節リウマチ
リウマチ性血管炎ともいわれ、関節だけではなく血管にも炎症が生じる難治性の病態で、指定難病となっています。

症状　朝の「こわばり」は特徴的な症状。

炎症が抑えられないままでいると関節軟骨の破壊がすすみ、骨にびらん（破壊）が生じ、関節機能が徐々に失われていきます。関節の拘縮や変形など、外観上にも変化がみられ、リウマトイ

ド結節（皮下結節）が生じたり、関節の強直（関節可動域の消失）を招くこともあります。手指関節、肘関節、肩関節、膝関節、足関節・足指関節に好発します。また朝のこわばりが特徴的です（起床時に強く自覚します）。
全身症状では倦怠感や易疲労感が現れます。
症状は、たとえば悪天候になると痛みが強まったりと、季節や天候、冷房などの環境で変化するものです。また緩和と増悪を繰り返しながら、慢性の経過をたどっていきます。

関節リウマチの合併症

関節リウマチに伴って、あるいは不活発性や治療薬の影響などで合併症を招くことがあります。

- 呼吸器感染症
- 肝機能障害
- 腎機能障害
- 骨粗しょう症
- 心筋梗塞
- 糖尿病
- シェーグレン症候群
- 脳血管疾患
- リンパ腫

関節リウマチによる手指の変形

尺側偏位	スワンネック変形	ボタン穴変形	オペラグラス手
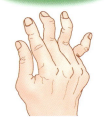	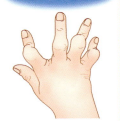	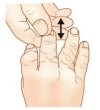	
MP関節で尺側に偏位	PIP関節過伸展、DIP関節屈曲	PIP関節屈曲、DIP関節過伸展	指骨の融解

関節症状と関節外症状

関節症状

手指や足指、手くびの関節などの腫れや痛み、熱感、こわばりなど。徐々に進行し、肘や膝の関節にもおよびます。進行すると（関節軟骨や骨の破壊がすすむと）関節の変形もみられるようになります。
関節症状は、はじめは少数の関節だけに現れますが、多くは左右の同じ関節に現れます（対称性関節炎）。

関節外症状

全身症状として、疲れやすさ、体重減少、脱力感、食欲不振などがみられます。また、皮下のしこり（リウマトイド結節）が圧迫を受けやすい部位に現れます。
肺障害、血管炎（悪性関節リウマチ）、二次性アミロイドーシスなどを招くこともあります。

検査　早期の診断、早期の治療開始が重要。

病歴の聴取、身体所見、手の単純Ｘ線撮影、関節超音波検査、血液検査（血清リウマトイド因子、抗ＣＣＰ抗体、赤沈、ＣＲＰ、MMP3など）、関節液検査、ＭＲＩ検査などを行います。
血清リウマトイド因子（ＲＦ）は、80〜90％で陽性となります。
抗ＣＣＰ抗体は、早期から陽性となります。

MMP3

軟骨の破壊に関係するタンパク分解酵素です。ＣＲＰ値とあわせて判定に利用されます。

治療　薬物療法を中心に治療をすすめる。

痛みや腫れなどの症状を緩和し、関節の破壊や変形を予防し、あるいは進行を抑え、QOL（生活の質）を保ちながら寛解へ導く、これが関節リウマチ治療の目標となります。

保存療法

薬物療法、疼痛時の安静や保温、十分な睡眠、適度な運動（リハビリ）、患者教育（治療目標の理解）などを続けながら寛解へ導きます。必要に応じて教育入院も行われます。
メトトレキサートや抗TNF製剤と抗炎症剤を併用することで、発症から2年間くらいなら早期の病状の進行をおさえられます。

手術療法

「保存療法ではなかなか寛解に導けない」「関節破壊が進行し、関節障害によって日常生活に支障をきたしている」といったケースでは、手術療法が検討されます。
関節手術の大きな目的は機能回復と疼痛緩和です。
手術は、人工関節置換術（膝、股、肩、肘、指、足関節）、関節固定術、滑膜切除術、関節形成術の4つに大別されます。

目標達成に向けた治療（T2T）

新たな治療方針では、到達目標を寛解とする。

A 治療は患者とリウマチ専門医の合意のもとで行う。

B 治療の第一のゴールは最善の健康的なQOLを長期にわたり達成することである。

C 炎症の除去がゴール達成に最重要である。

D 治療目標に向かって疾患活動性の評価と治療を行うことで最良の結果が得られる。

T2Tの推奨事項

❶ 治療目標は臨床的寛解の達成。

❷ 臨床的寛解とは、炎症による臨床症状・徴候が消失した状態。

❸ 進行した患者は低疾患活動性が当面の治療目標。

❹ 治療目標が得られるまで3か月に1回は薬物治療を見直す。

❺ 定期的に疾患活動性を評価（中〜高は毎月、低は3〜6か月ごと）。

❻ 日常診療には関節所見を含む総合評価を用いる。

❼ 治療方針の決定には関節破壊や機能障害も考慮する。

❽ 治療目標は全経過を通じて維持。

❾ 評価の指標や達成目標は合併症、患者要因、薬剤のリスクを考慮する。

❿ 患者はT2Tについて、医師から適切な説明を受けなければならない。

寛解
病気の根治はしていないが、症状が軽減・消失している状態をさします。

リウマチ治療の目標

臨床的寛解
炎症や症状の緩和・消失。

構造的寛解
関節破壊の進行を抑え、変形を防ぐ。

機能的寛解
身体機能を保つ。

完全寛解（治癒）
治療をやめても症状が再燃しない。

T2Tは関節リウマチ治療の達成目標についての世界共通ガイドライン。4つの基本原則と10のリコメンデーション（推奨事項）からなります。

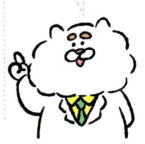

看護 患者教育が大きなポイントになる。

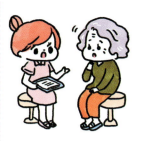

保存療法時

- **患者教育** 関節リウマチの寛解療法に対する理解を深めてもらうため、患者教育はひじょうに重要です。
- **急性期の対応** 保存療法で関節症状を緩和します。予後の不安に寄り添い、精神的サポートを続けます。
- **慢性期の対応** 関節の機能障害に対するケアを行い、ADL（日常生活動作）の低下を最小限におさえます。
- **治療の継続をサポート** 病状のコントロールはずっと続くので、治療の継続をサポートします。
- **日常生活におけるリハビリ** 日常的にウォーキング、水中歩行、ストレッチなどを行うようにうながします（ただし関節に熱感などがあるときは休止します）。
- **感染症・合併症の予防** うがい・手洗いの励行、マスクの使用、休息、禁煙、十分な睡眠、保温、体重コントロールなどをこころがけ、免疫力の低下をおさえるように指導します。
- **動作・行動の工夫を伝える** 「いすから立ち上がるときは前腕で体重を支える」「スマートフォンは両手で操作する」など。
- **装具や自助具を活用** 日常生活や社会生活における、装具や自助具の活用をサポートします。
- **支援制度の活用** 身体障害者福祉制度、障害者総合支援法、介護保険、患者会など、さまざまな支援制度についての情報を提供します。

自助具の例

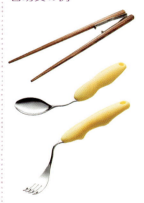

提供：(株)青芳

リハビリ 装具や自助具なども用いてADLの低下を抑える。

炎症活動期
- 関節保護（疼痛緩和、変形予防）
- 関節可動域（ROM）の維持
- 筋力の維持

炎症非活動期
- 運動療法
- 上肢装具や靴型装具の利用
- つえ歩行
- 関節保護
- 自助具の使用
- 生活環境の調整

骨肉腫
こつにくしゅ

骨に原発する悪性腫瘍のひとつで、多くは成長期の小児に発生します。進行が速く、かつては治療のために患肢の切断を余儀なくされるケースもありました。現在、原発性骨肉腫では術前・術後の化学療法と切除術や再建術などの進展により、患肢を切断するケースは減少しています。

原因　骨肉腫の発症には遺伝子異常もかかわる。

原発性骨肉腫の原因は明らかになっていませんが、特定の遺伝子異常が発症（悪性化）にかかわっていると考えられています。

骨に発生する原発性悪性腫瘍の内訳

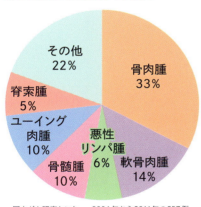

- 骨肉腫 33%
- 軟骨肉腫 14%
- 悪性リンパ腫 6%
- 骨髄腫 10%
- ユーイング肉腫 10%
- 脊索腫 5%
- その他 22%

国立がん研究センター　2006年から2011年の257例

骨肉腫の好発部位

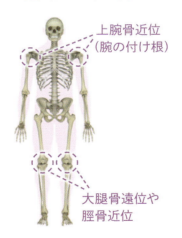

- 上腕骨近位（腕の付け根）
- 大腿骨遠位や脛骨近位

二次性骨肉腫

がんの放射線治療や骨パジェット病、線維性骨異形成などに続発して、二次的に生じる骨肉腫もあります。

転移性骨腫瘍（がんの骨転移）

ほかの部位のがんが骨（おもに脊椎、骨盤、肋骨など）に転移したケースです。骨転移を起こしやすいがんとして、肺がん、乳がん、前立腺がん、腎がんなどがあげられます。

症状　病的骨折の危険性が高まる。

数か月ほど続く腫脹で始まりますが、痛みや腫れなどの症状がなく、別の目的で撮ったX線撮影で見つかるケースもあります。症状はしだいに強まり、下肢の骨肉腫では跛行がみられるようになります。
小さな外力でも骨折する危険性が高まり、病的骨折をきっかけに骨肉腫が発見されるケースもあります。

受診のきっかけ

膝や肩の周囲に痛みや腫れが生じて受診するケースが多くみられます。

検査 病理検査で悪性度を診断。

画像検査（単純X線撮影、CT検査、MRI検査）で悪性骨腫瘍が疑われたら、生検による病理診断で良性・悪性、タイプ、薬剤感受性などを判定します。

診断の流れ

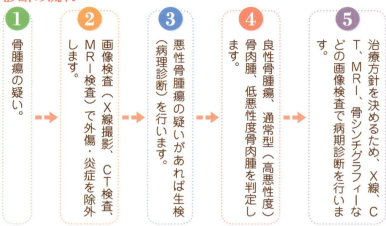

1. 骨腫瘍の疑い。
2. 画像検査（X線撮影、CT検査、MRI検査）で外傷・炎症を除外します。
3. 悪性骨腫瘍の疑いがあれば生検（病理診断）を行います。
4. 良性骨腫瘍、通常型（高悪性度）骨肉腫、低悪性度骨肉腫を判定します。
5. 治療方針を決めるため、X線、CT、MRI、骨シンチグラフィーなどの画像検査で病期診断を行います。

骨肉腫の病期分類

病期	悪性度	部位（周囲組織を）	転移
ⅠA	低悪性度	こえない	なし
ⅠB	低悪性度	こえる	なし
ⅡA	高悪性度	こえない	なし
ⅡB	高悪性度	こえる	なし
Ⅲ	低・高悪性度	こえる・こえない	あり

エネキンの外科的病期分類。

骨肉腫の予後を決める因子

- 腫瘍の部位・大きさ。
- 遠隔転移の有無。
- 抗がん剤の感受性。
- 手術の達成度。

治療 広範切除術で患肢の温存をはかる。

まず、生検で骨肉腫の病期の診断をつけます。

手術療法

「術前化学療法＋広範切除術＋患肢再建手術＋術後化学療法」が治療の基本です。
病期Ⅱ以降の場合、すみやかに化学療法（術前化学療法）を開始します。抗がん剤で腫瘍を縮小させてから広範切除術（局所

化学療法

通常型骨肉腫の場合、MTX（大量のメトトレキサート）、DXR（ドキソルビシン）、CDDP（シスプラチン）の3剤が併用されます（MAP療法）。
腫瘍細胞の薬剤感受性試験を行い、症例ごとに最適の組み合わせを用いるテーラーメイド治療も実施されています。

根治・患肢温存）を行います。

腫瘍を摘出したら患肢の再建をはかり、術後にも化学療法を行って転移を防ぎます。

広範切除術が適応となるのは「安全な切除縁」（再発が生じないであろう十分な切除範囲）が確保される場合で、患肢切断と同等の根治性があります。

患肢の温存が困難なケース（安全な切除縁が確保できない、あるいは再建が困難）では、患肢の切断・離断が検討されます。

広範切除術

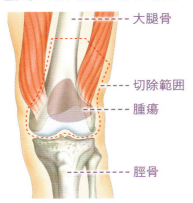

終末期の治療

肺への転移や、全身状態が悪化しているケースでは、呼吸困難の対策や苦痛の緩和などを行います。

患肢再建術

人工関節置換術、自家処理骨移植法、血管柄付き自家骨移植法などを行って患肢の再建をはかります。

転移や再発

転移
肺への遠隔転移が多くみられます。

再発
治療が終了してから年単位の経過後、原発巣に再発するケースがあります。

晩期合併症
治療後しばらく経ってから現れる合併症で、おもに抗がん剤や放射線、手術など治療に起因する問題です。

看護　心身両面からサポートの継続を。

手術療法時

- **精神的サポート**　失望や不安、苦痛などに対する十分なサポートを行います。傾聴が大切で、思いを表出できるような環境づくり、家族へのはたらきかけも重要です。

- **病的骨折の予防**　患肢（患部）に荷重や外力がかからないよう、必要に応じて免荷歩行や三角巾での固定などを行います。

- **化学療法の副作用対策**　ボディイメージの変化、たとえば化学療法の副作用による脱毛では、「抗がん剤の使用を終えれば再び髪が生えてくる」ことを説明し、ウイッグや帽子、バンダナなどの使用もすすめてみます。

- **経過観察**　入院期間、治療期間は長期に及ぶので、その経過をフォローアップします。

- **支援制度についての情報提供**　医療費助成、相談窓口、滞在施設、患者会・家族会など、社会資源についての情報を提供します。

手術療法後の看護

- **術後の神経麻痺や感染症の徴候を見逃さない**　良肢位の保持、固定による圧迫の有無、術創やドレーン類の管理などに注意します。

- **治療後の脚長差**　小児の骨肉腫で、治療後の成長障害によって変形や脚長差が生じたときは、装具を用いて機能障害を改善できることを伝えます。

- **四肢切断時のケア**　本人や家族は、がん告知よりもさらに強い精神的ショックを受けることもあります。切断以外では病気は完治しないこと、義肢を用いてQOL（生活の質）の回復をはかっていけることを十分に説明し、受容への過程に寄り添います→P115。

終末期の看護

- **苦痛の緩和**　切断後の幻肢痛、肺転移による呼吸困難、不安や恐怖などを軽減できるよう緩和ケアを徹底します。

- **家族へのサポート**　患者と同様に家族も悲しみや苦悩を背負っています。家族に対する精神的サポートも行っていきます。

脚長差用の装具

かかとの高さを調整できるインソールを靴に装着したり、足底装具で脚長を補正したりします。

リハビリ　機能障害の回復を第一に。

治療法に応じて、術前リハビリテーションを行い、術後のＡＤＬ（日常生活動作）機能の低下に備えます。

患肢温存術の術後は、運動機能（機能障害）の回復をはかります。

切断・離断術の術後は、義肢の製作とフィッティング、歩行訓練を行います。

終末期では、ＡＤＬの維持や、疼痛、しびれ、浮腫、呼吸困難などの症状の緩和のためのリハビリを行います。

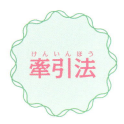

牽引法

患部（骨折・脱臼部位や関節疾患部位）に牽引力（まっすぐ引っ張る力）を作用させ、骨折や脱臼の整復・固定、損傷部の安静保持、疼痛緩和や良肢位の保持、関節拘縮の予防や矯正、筋肉のけいれんの軽減・予防などをはかる保存療法です。牽引中は、正しい体位・肢位（良肢位）を保ちます。

直達牽引

- 損傷部に牽引力を直接的に与える方法です。たとえば骨折した骨に局所麻酔下にキルシュナー鋼線を刺入し、おもりで牽引します。
- 加えられる牽引力が大きく（10kg前後の牽引力を加えることができる）、長期間継続できます。おもに不安定な骨折、複雑骨折などで行われます。

おもな直達牽引法と適応

キルシュナー鋼線牽引	四肢の骨折など。
ハローリング牽引	頸椎の脱臼や骨折など。
頭蓋直達牽引（クラッチフィールド牽引）	頸椎の脱臼や骨折など。

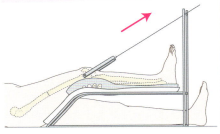

キルシュナー鋼線牽引

介達牽引

- 損傷部に牽引力を間接的に与える方法です。たとえば弾性包帯やフォームラバー（スポンジ状のゴム）を皮膚に密着させて牽引します。直達牽引に比べると牽引力は小さいのですが（2～3kg程度の牽引力）、施行が容易で、幼少児の骨折（上腕骨骨折など）に向いています。

おもな介達牽引法と適応

スピードトラック（フォームラバー）牽引	四肢の骨折・脱臼。
グリソン牽引	頸椎疾患や損傷。
骨盤牽引（骨盤牽引ベルト）	腰椎疾患や損傷。

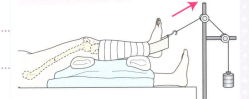

スピードトラック

- 骨折や脱臼では、痛みのために無意識に筋の収縮が起こり、たんなる外固定のみでは整復位の保持ができないという悪循環が生じます。牽引を行うことでこの悪循環を断ち切り、整復位の保持と疼痛の緩和が可能になります。
- 牽引の方向（引っ張る角度）によって、水平牽引、垂直牽引、斜面牽引があります。
- 重さを適正に保ち、おもりが床につかないようにロープを調整します。5kg以上の牽引では、対抗牽引（反対の牽引力）をかけることがあります。
- 過剰な牽引や器具の圧迫などによる疼痛、ピン刺入部の感染の徴候、循環障害、神経麻痺、褥瘡などが現れていないか十分に観察します。

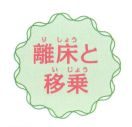

離床と移乗

早期の離床には「廃用症候群を防ぐ」という大きなメリットがあります。また、ベッドから車いすなどへの移乗によって生活範囲は拡大し、活動性の向上と社会参加をうながします。

離床

- 離床は「からだを起こすこと」から始まります。「起こしている時間」をなるべく長くもつことは、日常生活をとり戻すための第一歩です。早期の離床は、精神面でもよい影響をもたらします。
- 身体機能(体温、心拍数、血圧、呼吸、疼痛、意識障害など)の確認を行い、車いすとクッション(マット)を選定し、移乗方法を決定します。
- 廃用症候群の予防には、早期離床が大きなポイントとなります。長期の安静臥床による合併症を軽減させるため、早期離床が推奨されています。

離床のプロセス

体位を変換する。手足を動かす。からだを起こす。
↓
座位をとる。
↓
ベッドから離れて車いすへ移乗する。立位や歩行を行う。

離床のおもな効果

1. 運動機能の改善
2. 意識障害(せん妄)の改善
3. 筋力低下・関節拘縮の予防
4. 褥瘡予防
5. 嚥下障害や排泄障害の予防
6. 意欲増進
7. 生活リズムの改善
8. 在宅復帰
9. 社会参加

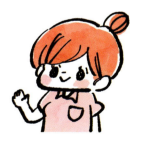

移乗

- 移乗動作は「ベッドから車いす、ストレッチャー、ポータブルトイレなどへ乗り移る動作」です。
- 身体機能の評価を行い、「自分でできる」「一部介助を要する」「全面的に介助が必要」など、個々の状態に応じて移乗方法を決定します。

チームでの介入

医師や理学療法士、作業療法士、介護職など、離床・移乗にはチームでの介入が原則で、看護師もその一員として「離床時のリスク管理」「二次的障害の予防と対応」などをこころがけます。

廃用症候群

過度の安静によって生じるさまざまな機能の低下(運動機能、認知機能、呼吸機能、消化機能、循環機能などの低下)や不安・抑うつなどをさします。

座位の状態による移乗方法

移乗方法	立位移乗 （介助バーや手すり、電動ベッドを活用）	座位移乗 （トランスファーボード、スライディングシートなどを活用）	臥位移乗・リフト移乗 （リフター、吊り具、スライディングシートなどを活用）
座位の状態	手で支えなくても座っていられる（自力で座位を保つことができる）。	自分の手で支えれば座っていられる（骨盤や体幹をサポートすれば手を使える）。	自分で座っていられない（骨盤や体幹、頭頸部のサポートなどを要する）。
用具	からだの大きさに合った車いすと座・背クッションを選びます。	部品の組み替え可能なモジュラー車いすと複合クッション（ゲルとウレタン、空気とウレタン）を選びます。	リクライニング機能（背もたれの傾斜）やティルト機能（座面の傾斜）のついた車いすと除圧能力の高いクッションを選びます。

立位移乗

❗ 手すり（介助バー）の使用から介助で立ったり座ったりできる人が対象となります。

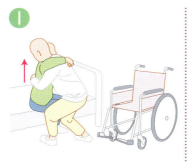
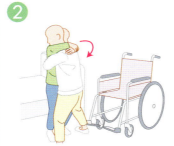
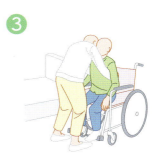

座位移乗

❗ ベッドの端に座れる人が対象となります。スライディングシート、トランスファーボードなどの福祉用具を用いれば「立たせる」「座らせる」という介助動作はなく、介助の負担を最小限におさえられます。

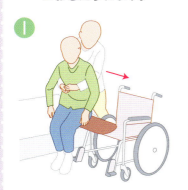
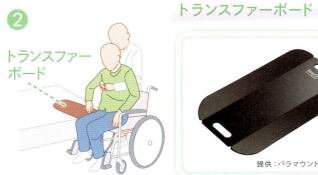

トランスファーボード

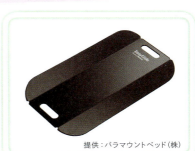

提供：パラマウントベッド（株）

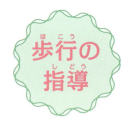

歩行障害が生じているケースでは、その人の状態に応じて、できるだけ早期に歩行訓練を行うことが必要です。
歩行訓練では、安全の確保が第一となります。

歩行訓練の大きな目標

1. 歩行の安定性を獲得します（転倒予防）。
2. 歩行時間と歩行距離（耐久性）を獲得します。
3. 一定の速度で歩けるようにします。

歩行訓練のステップ

平地歩行（平行棒内での歩行訓練や、歩行器・つえなどによる歩行訓練）を行います。
↓
階段や斜面の昇降を行います。
↓
障害物（しきりなど）をこえる歩行を行います。
↓
屋外での実用的歩行を行います。

歩行訓練のポイント

- 準備運動（関節運動など）を怠らないようにします。
- 訓練の環境を整えます。
  十分な空間の確保が重要です。床に置かれた物や障害物はどかし、滑りにくさを確認するなど、訓練環境を整えて転倒予防をこころがけます。
- 適切な歩行補助具を選択します。
  歩行補助具は歩行器（持ち上げ式、キャスター付き、歩行車、シルバーカー）、クラッチ（松葉づえ、ロフストランドづえ、プラットホーム）、つえ（T字、四脚）の3群に大別されます。

歩行補助具

名称	特徴
歩行器	● 下肢の筋力が低下していたり、歩行の際にバランスがうまくとれない場合に歩行器を使います。 ● キャスターのついた歩行器や、持ち上げながら使用する持ち上げ式歩行器などがあります。 ● 手押し車型の歩行車には、屋外用のシルバーカーもあります。
クラッチ	● 松葉づえは体幹や上肢の筋力がある人に適しています。 ● 前腕支えがついたロフストランドづえは筋力が弱っている場合に適しています。 ● プラットフォームクラッチは関節炎などでつえを握りにくい場合に肘あてで体重を支えます。
つえ	● 握りがT字状のT字つえが基本です。 ● 安定性を高めるために先端が分かれた4脚つえなどがあります。

- ❗ 服装・履物にも留意します。
  できるだけトレーニングウェア、足元はスポーツシューズで行うように指導します。
- ❗ 適切な歩行介助を行います。
  不安定な歩行であれば腰を支えたり、腰に抑制帯を巻いて後方から介助し、転倒を防ぎます。

松葉づえ歩行 →P76

つえ歩行の指導ポイント

- ❗ 原則として、患肢を健側（筋力の強い側）のつえで支えます。

3点歩行

1. 先につえをつく。
2. 患側の足を出す。
3. 健側の足を出す。

2点歩行

1. つえと患側の足を出す。
2. 健側の足を出す。

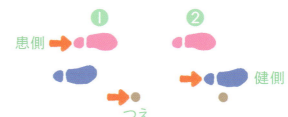

- ❗ つえをつく側
  原則として、患側（麻痺や損傷のある側）とは反対側の手でつえを持ち、健側につきます。
- ❗ つえをつく位置
  1足分前方で、健側の足の側方15cmにつくイメージで行います。
- ❗ つえの長さ
  肘を軽く曲げて（30°くらい）つえを床につけたとき、ちょうどよい長さが理想です。
- ❗ 転倒予防
  安全を確認したうえで、運動（バランス訓練）も積極的に行います。

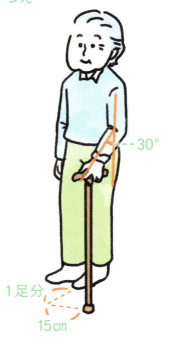

歩行の指導

治癒を目指して

おもに運動器の損傷や障害をあつかう整形外科では、患者の「運動機能の回復」「症状の緩和、症状の悪化や二次的障害の予防」「早期リハビリテーション」「心理・社会的問題」などに対するサポートが大きな看護目標となります。

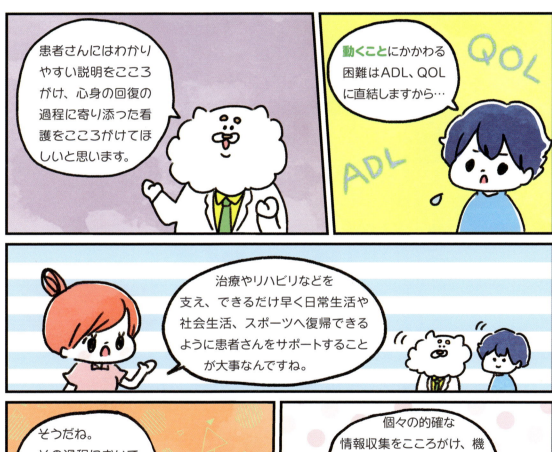

さくいん

数字・欧文

5P	50
ACL	90
CPM装置	148
CT検査	32
FIM	24
FNSテスト	138
ICF	23
LCL	93
MCL	93
MRI検査	33
PCL	90
RICE処置	86, 97
ROM	27
SLR訓練	92, 95
SLRテスト	134, 138
SOAP方式	21
T2T	161
THA	143
X線撮影	32

あ行

アキレス腱断裂	98
朝のこわばり	160
足関節果部骨折	77
足関節捻挫	87
足関節ブレース	88
亜脱臼	81
移乗	168
異所性骨化	54
インピンジメント症候群	102
ウィリアムズ体操	132, 136, 140
ウォーミングアップ	104
運動神経	19
腋窩神経損傷	110
オーバーユースシンドローム	102
オズグッド・シュラッター病	102

か行

ガーデン分類	68
外側側副靭帯損傷	93
介達牽引	167
外反ストレステスト	94
カウザルギー	109
かぎづめ指変形	110
仮骨形成	40
下肢伸展挙上訓練	92, 95
下肢切断	119
下垂手	47, 110
ガスティロ分類	75
下腿骨骨幹部骨折	74
肩関節周囲炎	127
肩関節脱臼	82
肩腱板損傷	129
合併症	58, 120
感覚神経	19, 20
間欠性跛行	133
看護計画	36
寛骨臼骨折	65
関節	11, 15
関節液検査	34
関節炎	154
関節可動域	27
関節鏡検査	34
関節軟骨	11, 14
関節リウマチ	159
義肢	116
ぎっくり腰	132, 137
ギプス	120
脚長差	142
キャッチング	96
ギャップサイン	98
急性化膿性骨髄炎	152
筋	11, 16
筋原線維	17
筋線維	17
筋電図	35
クールダウン	104
クラビクルバンド	42
脛骨骨折	74
腱	11, 18
牽引法	72, 167
幻肢痛	115
ケンプテスト	134
後十字靭帯損傷	90
巧緻運動障害	125

コーレス骨折	56
五十肩	127
骨格	12
骨格筋	16, 17
骨芽細胞	13
骨基質	13
骨細胞	13
骨髄炎	152
骨折	39
骨粗しょう症	55, 59, 67, 156
骨代謝	13
骨端軟骨	14
コッドマン体操	46
骨肉腫	163
骨盤骨折	65
骨盤輪骨折	65
骨密度検査	35
骨癒合	40
固定	120, 121
コラーゲン	13, 14
コルセット	60, 134
ゴルフ肘	102
コンパートメント症候群	75

さ行

鎖骨骨折	41
坐骨神経損傷	110
猿手	110
三角巾	45
四肢麻痺	106
肢長	26
膝蓋跳動テスト	146, 155
灼熱痛	109
尺骨神経	58, 110
ジャンパー膝	102
周径	26
循環障害徴候	50
上肢切断	116
上腕骨顆上骨折	50
上腕骨近位端骨折	44
上腕骨骨幹部骨折	47
ショルダー・ブレース	83
神経	19

人工股関節置換術	143, 151
人工骨頭置換術（大腿骨）	69, 70
人工膝関節全置換術	147
人工膝関節単顆置換術	147
シンスプリント	102
靱帯	11, 18
髄内釘	72
スティムソン法	81
スミス骨折	56
脆弱性骨折	41, 44, 59, 67
正中神経	58, 110
脊髄	11
脊髄損傷	106
脊椎	11
脊椎圧迫骨折	59
切断	113
前十字靱帯損傷	90
前方引き出しテスト	88
造影X線検査	33
創外固定	75
創傷	122

た行

体位変換	62
大腿骨近位部骨折	67
大腿骨骨幹部骨折	71
脱臼	80
断端ケア	114
チェアーテスト	103
中枢神経	19
肘内障	53
超音波検査	33
直達牽引	72, 167
椎間板	11, 137
対麻痺	106
つえ歩行	171
使い過ぎ症候群	102
ティネル徴候	111
テニス肘	102, 103
デブリードマン	122
手指切断	118
テリブル・トライアド	53
デルマトーム	20

橈骨遠位端骨折 …………………………… 55
橈骨神経 …………………… 47, 58, 110
等尺性収縮 ……………………… 17, 73
等張性収縮 …………………………… 17
動揺関節 …………………………… 85
特発性大腿骨頭壊死症 ……………… 149
徒手筋力テスト …………………… 26
トムセンテスト ……………………… 103
ドレッシング …………………… 122
トレンデレンブルグ徴候 ………… 141, 142
トンプソンテスト …………………… 99

な行

内側側副靱帯損傷 ………………… 93
軟骨 ………………………………… 14
ニーブレース ………………… 94, 97, 147
ニューロン ………………………… 20
寝たきり度 ………………………… 25
捻挫 ………………………………… 85
脳 …………………………………… 11

は行

バートン骨折 ……………………… 56
廃用症候群 ……………………… 168
破骨細胞 …………………………… 13
バストバンド ……………………… 64
パトリックテスト ………………… 142
馬尾神経 ………………………… 133
ハンギングキャスト ……………… 48
半月板損傷 ………………………… 96
腓骨骨折 …………………………… 74
腓骨神経 ………………… 58, 110
膝くずれ ……………………… 89, 96
膝十字靱帯損傷 …………………… 90
膝靱帯損傷 ………………………… 89
膝側副靱帯損傷 …………………… 93
肘関節脱臼骨折 …………………… 53
被覆 ……………………………… 122
ピンニング固定 …………………… 42
ファンクショナル・ブレース ……… 48
フォーク状変形 …………………… 55
フォルクマン拘縮 ………………… 52
不幸な三徴 ………………………… 90

フットボーラーズアンクル ………… 102
フランケル分類 ………………… 107
振り子運動 ………………… 43, 46
フレイルチェスト ………………… 63
プロテオグリカン………………… 14
粉砕骨折 …………………………… 56
ベーラー体操 ……………………… 60
変形性頸椎症 …………………… 125
変形性股関節症 ………………… 141
変形性膝関節症 ………………… 145
膀胱直腸障害 …………… 125, 135
包帯法 …………………………… 121
ホーマンズサイン ………………… 62
歩行 ……………………………… 170
歩行補助具 ……………………… 170
骨 …………………………… 11, 12

ま・や行

マクマレーテスト ………………… 96
末梢神経 ……………… 11, 19, 109
末梢神経損傷 …………………… 109
松葉づえ ………………… 76, 100
慢性腰痛 ………………………… 132
モンテジア骨折 …………………… 53
野球肩 …………………………… 102
野球肘 …………………………… 102
腰椎コルセット ………… 134, 138
腰椎椎間板ヘルニア ……………… 137
腰椎分離症………………………… 102
腰痛 ……………………………… 131
腰痛体操 ………………………… 136
腰部脊柱管狭窄症 ……………… 133

ら行

ラックマンテスト…………………… 91
離床 ……………………………… 168
離断 ……………………………… 113
リモデリング …………………… 13
ロッキング ……………………… 96
肋骨骨折 ………………………… 63

本書に関する正誤等の最新情報は下記の URL でご確認下さい。
http://www.seibidoshuppan.co.jp/support

※上記URLに記載されていない箇所で正誤についてお気づきの場合は、書名・発行日・質問事項（ページ数等）・氏名・郵便番号・住所・FAX 番号を明記の上、郵送か FAX で成美堂出版までお問い合わせ下さい。
※電話でのお問い合わせはお受けできません。
※ご質問到着確認後10日前後に回答を普通郵便またはFAXで発送いたします。

ゼロからわかる整形外科看護

2022年1月30日発行

監　修　大谷俊郎

発行者　深見公子

発行所　成美堂出版
　　　　〒162-8445　東京都新宿区新小川町1-7
　　　　電話(03)5206-8151　FAX(03)5206-8159

印　刷　凸版印刷株式会社

©SEIBIDO SHUPPAN 2019　PRINTED IN JAPAN
ISBN978-4-415-32602-3
落丁・乱丁などの不良本はお取り替えします
定価はカバーに表示してあります

・本書および本書の付属物を無断で複写、複製(コピー)、引用することは著作権法上での例外を除き禁じられています。また代行業者等の第三者に依頼してスキャンやデジタル化することは、たとえ個人や家庭内の利用であっても一切認められておりません。